风湿类风湿

居家调养保健百科

主编　**田建华**（主任医师，中国心血管疾病专业委员会委员）
　　　张　伟（主任医师，副主任药师，硕士研究生导师）

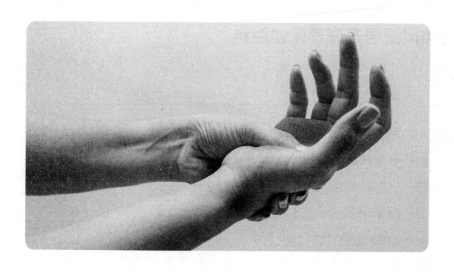

河北科学技术出版社
·石家庄·

主编：田建华　张　伟

编委：张仲源　王达亮　土荣华　凌　云　宋璐璐
　　　贾民勇　周建党　牛林敬　易　磊　李　婷

图书在版编目（CIP）数据

风湿类风湿居家调养保健百科 ／ 田建华，张伟主编
．--石家庄：河北科学技术出版社，2013.2（2020.11重印）
ISBN 978 - 7 - 5375 - 5701 - 6

Ⅰ．①风… Ⅱ．①田… ②张… Ⅲ．①风湿性疾病-
家庭保健-普及读物 Ⅳ．①R593.21-49

中国版本图书馆CIP数据核字（2013）第015784号

风湿类风湿居家调养保健百科

田建华　张　伟　主编

出版发行：河北科学技术出版社

地　　址：石家庄市友谊北大街330号（邮编：050061）

印　　刷：三河市金泰源印务有限公司

经　　销：新华书店

开　　本：710×1000　1/16

印　　张：20

字　　数：250千字

版　　次：2013年3月第1版

印　　次：2020年11月第2次印刷

定　　价：89.00元

前　言

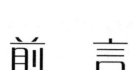

　　风湿性疾病究竟是什么样的疾病？古今中外，对于风湿性疾病的看法常常莫衷一是。它的病症繁多，变化无常，会突如其来，也可能会消失不见，甚至久久难愈。风湿性疾病往往出其不意，也许只是某一天或某个早晨，醒来却突然发现：关节疼痛、肿胀、僵硬、活动不利，而这些看似不关痛痒的毛病，由于不会立刻危及生命，许多人听之任之，没有将风湿性疾病放在眼里。

　　久而久之，许多患者来回于医院和家里之间，不仅不能正常工作和生活，更可能面临着生命危险；有的病人饱受病痛的折磨，终日与药为伴，一旦停止服用药物，疼痛又会卷土重来，长此以往，旧病未除，又添"新病"，药物的不良反应让自己增添了更多的不适；有的病人甚至只能终日卧床，失去了自理能力。这些由于风湿性疾病而引发的恶果其实并非不能预防，更不是不能治疗，只要肯去学习和了解，就会发现，原来在平时的日常饮食中甚至是举手投足中，就能够有效地防止并治疗风湿

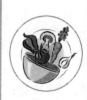

性疾病。

走进《风湿类风湿居家调养保健百科》，你会发现，原来风湿性疾病并不神秘，它并不是一种单纯的疾病，而是分为若干种。本书共分为八章，第一章为总述，总体讲了风湿性疾病的概念、危害、常见症状以及中医是如何看待风湿病等内容，使读者在整体上有所认识和把握；第二章至第八章分别针对各种病症的具体情况，从不同的角度进行论述，帮助读者更全面地、深刻地了解风湿性疾病的各种表现，患者可以通过食疗食补等方式，科学地饮食，少吃药或是做到不吃药，避免吃药对身体带来的副作用，按摩、刮痧、拔罐等各种治疗方式更是让病人少花钱，少受罪，而且如果能及早发现风湿性疾病，并采取正确的治疗方式，更是对疾病有莫大的帮助。

本书语言通俗易懂，方法简便可行，是防治风湿、类风湿性疾病的家庭保健百科全书。

编　者

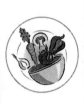
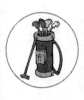

目　录

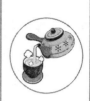

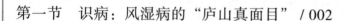

第一章　初识风湿病

第一节　识病：风湿病的"庐山真面目" / 002

概念：由来已久的"风湿" / 002

危害：风湿害人不浅 / 003

病因：追根风湿究其源 / 004

症状：认清风湿，先下手为强 / 004

预防：远离风湿是关键 / 006

第二节　中医眼中的风湿病 / 007

中医如何看风湿病 / 007

饮食治疗：风湿患者须知 / 009

第二章 风湿性关节炎

第一节 识病：解密风湿性关节炎 / 012

　症状：风湿性关节炎的4大表现 / 012

　病因：风湿性关节炎到底咋回事 / 014

　误区：不要让它们误导了你 / 015

第二节 饮食：吃对健康百分百 / 018

　饮食宜忌，风湿性关节炎患者饮食注意 / 018

　适合风湿性关节炎患者经常吃的4种水果 / 020

　适合风湿性关节炎患者常食的3种调料 / 023

　适合风湿性关节炎患者常食的4种肉食 / 025

　适合风湿性关节炎患者常食的其他食物 / 027

　菜谱：风湿性关节炎的"菜疗方" / 031

　药粥：风湿性关节炎的"粥疗方" / 039

　药茶：风湿性关节炎的"茶疗方" / 041

　药酒：风湿性关节炎的"酒疗方" / 042

第三节 运动：小动作有大疗效 / 045

　因人而异，让环境为我所用 / 045

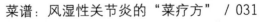

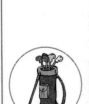

肩关节：6种方式让双肩"美而舒" / 046

肘关节：功能锻炼"双管齐下" / 048

髋关节：功能锻炼必知医疗体操 / 050

膝关节：医疗保健、传统健身一个不能少 / 051

"以动防残"的方法和技巧 / 053

第四节　理疗：物理疗法有助驱除风湿病患 / 055

热水浴：缓解症状、消炎止痛 / 055

热疗法：缓解关节肿胀简单可行 / 056

电疗法：松弛人体肌肉、止痛 / 057

沙浴：促血液循环，加快新陈代谢 / 058

石蜡疗法：防止关节功能障碍 / 060

第五节　经络：不吃药就能保健康的绿色疗法 / 063

按摩：悄无声息减轻关节痛苦 / 063

拔罐：通则不痛，方法因人而异 / 066

艾灸：对症施灸，灸到病除 / 069

第六节　药疗：风湿性关节炎患者必知常用药 / 072

常用的抗风湿病药物 / 072

用药提示：老年患者用药注意事项 / 073

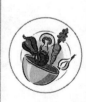

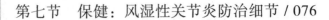

第七节　保健：风湿性关节炎防治细节 / 076

平时注意防范风寒、潮湿 / 076

预防：早发现，早就医 / 077

防患未然，复查防复发 / 077

第三章　类风湿性关节炎

第一节　识病：解密类风湿性关节炎 / 080

症状：类风湿性关节炎临床表现 / 080

病因：类风湿性关节炎到底咋回事 / 082

误区：走出误区不能想当然 / 083

第二节　饮食：吃对健康百分百 / 087

类风湿性关节炎患者的饮食注意 / 087

适合类风湿病患者食用的水果、蔬菜 / 088

适合类风湿病患者食用的其他食物 / 091

类风湿关节炎患者的"食疗方" / 096

药汤：类风湿性关节炎患者的"汤疗方" / 099

药酒：类风湿关节炎患者的"酒疗方" / 101

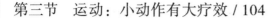
第三节　运动：小动作有大疗效 / 104

医疗体操：促进血液循环，缓解挛缩 / 104

关节运动操，康复阶段的好帮手 / 106

气功：防病治病做好"三调" / 108

五禽戏：强筋骨，利关节 / 109

第四节　理疗：让治疗由外而内 / 113

熏洗：调经和络，祛风散寒 / 113

热熨：散寒祛邪、行血消瘀 / 115

泥疗：改善血液循环、调节神经功能 / 116

泉水疗法：温经通络、刺激人体 / 118

第五节　经络：不吃药就能保健康的绿色疗法 / 120

推拿手法："八字诀" / 120

推拿方法：坐卧推拿基本要领 / 122

腕关节和踝关节的按摩之道 / 125

艾灸：化瘀除寒的觉见灸法 / 127

拔罐：祛邪扶正，帮助康复 / 129

第六节　药疗：类风湿关节炎患者必知用药常识 / 131

散寒止痛，中药调理慢工出细活 / 131

各有千秋，中西结合双管齐下 / 132

西药：治疗类风湿关节炎的3类西药 / 134

第七节 保健：类风湿关节炎的防治细节 / 138

如何预防关节功能不全 / 138

多晒太阳：消炎、镇痛、活血化瘀 / 139

心理呵护：类风湿性关节炎患者的良药 / 141

第四章 系统性红斑狼疮

第一节 识病：解密系统性红斑狼疮 / 144

症状：一看便知有没有 / 144

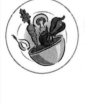

病因：为什么会患系统性红斑狼疮 / 147

危害：勿让健康"后患无穷" / 148

误区：拨开防治迷雾 / 150

第二节 饮食：吃对健康百分百 / 153

系统性红斑狼疮患者的饮食原则 / 153

系统性红斑狼疮患者不宜盲目进补 / 155

系统性红斑狼疮的"汤粥方" / 156

第三节　治疗：中西医结合疗效好 / 157

辨证论治：中医治疗系统性红斑狼疮 / 157

经络疗法：红斑狼疮患者的福方 / 161

西药疗法：红斑狼疮患者常用的西药 / 163

用药注意：慎用容易加重病情的西药 / 165

第四节　保健：系统性红斑狼疮的防治细节 / 166

心理护理：病患者情绪要乐观 / 166

运动：红斑狼疮患者应合理 / 167

房事无节易致病情加重 / 167

红斑狼疮患者如何安全妊娠 / 168

减少日晒：避免阳光直射 / 169

因时而异：春秋护理是重点 / 170

第五章　痛风，短暂的"痛不欲生"

第一节　识病：解密难缠的痛风 / 172

症状：让你看清痛风 / 172

病因：痛风患者该知的事 / 173

误区：如何能不入"歧途" / 174

第二节　饮食：吃对健康百分百 / 177

原则：这样吃缓解痛风来得快 / 177

痛风合并肥胖的饮食原则 / 181

痛风合并高血压的饮食原则 / 182

痛风合并高脂血症的饮食原则 / 184

痛风合并糖尿病的饮食原则 / 185

痛风患者可选择的低嘌呤食物 / 187

痛风患者应限食或禁食的食物 / 188

食谱：痛风患者的汤粥方 / 189

药膳：痛风患者的药膳方 / 191

药酒：痛风患者的酒疗方 / 198

第三节　经络：不吃药就能保健康的绿色疗法 / 201

选穴：痛风针灸"第一课" / 201

如何进行体针治疗 / 204

刺血疗法：通过放血祛除身体邪气 / 206

刺络拔罐：找到阿是穴，拔出瘀血 / 208

针灸的适应证与注意事项 / 208

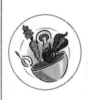

第四节　运动：小动作有大疗效 / 210

痛风患者运动应"循规蹈矩" / 210

练瑜伽可减少痛风发作 / 212

年轻痛风患者的运动注意 / 213

中年痛风患者的运动注意 / 214

老年痛风患者的运动注意 / 214

第五节　药疗：痛风患者必知常用药 / 216

中成药：省事省力又见效 / 216

中药方剂：痛风患者对症取用 / 218

验方：痛风患者实践出真知 / 222

秋天仙碱：急性发作时的特效药 / 227

非甾体抗炎药：炎症干扰药 / 228

肾上腺皮质激素：炎症干扰药 / 230

降尿酸药：抑制尿酸生成药和促尿酸排泄药 / 230

第六节　保健：痛风防治细节 / 233

以水为药：痛风患者饮水有讲究 / 233

酒精诱发痛风：戒酒不要只是说说 / 235

第六章 类风湿性脊柱炎

第一节 识病：解密类风湿性脊柱炎 / 238

症状：类风湿性脊柱炎的5大表现 / 238

病因：类风湿性脊柱炎的致病因素 / 240

鉴别：类风湿性脊柱炎与常见疾病 / 241

误区：拨开调治的迷雾 / 245

第二节 饮食：吃对健康百分百 / 246

类风湿性脊柱炎患者的饮食选择 / 246

食谱：脊柱炎患者的"食疗方" / 247

第三节 运动：小动作有大疗效 / 250

康复锻炼：不可抛却的治疗 / 250

矫形体操：预防肋椎关节强直 / 252

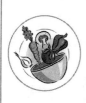

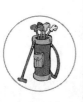

第四节 经络：不吃药就能保健康的绿色疗法 / 254

推拿：简简单单就治病 / 254

针灸：类风湿性脊椎炎患者的有效疗法 / 255

灸法：类风湿性脊椎炎患者的良方 / 257

第五节　药疗：类风湿性脊柱炎必知常用药 / 258

不可不知：类风湿性脊柱炎患者的常用药 / 258

非甾体抗炎药，止痛消炎就靠它 / 260

镇痛药和肌松药，特殊患者的救星 / 260

第六节　保健：类风湿性脊柱炎的防治细节 / 262

基本原则：日常活动需遵循 / 262

赶跑抑郁，让生活充满阳光 / 263

患者家属要积极配合治病 / 263

睡眠选择：低枕硬床好处多 / 263

劳逸结合：做一些一般性工作 / 264

第七章　增生性骨关节炎

第一节　识病：解密增生性骨关节炎 / 266

症状：增生性骨关节炎的表现 / 266

病因：关节疼痛因为啥 / 267

误区：骨关节炎需"拨误反正" / 268

第二节　饮食：吃对健康百分百 / 269

饮食有重点，会吃更健康 / 269

患者不能缺少的营养素 / 270

适宜骨关节炎患者食用的6种食物 / 271

药粥：增生性骨关节炎的"粥疗方" / 274

药汤：增生性骨关节炎的"汤疗方" / 276

第三节　理疗：增生性骨关节炎的物理疗法 / 278

直流电药物离子导入 / 278

热疗：缓解骨关节疼痛 / 279

立体疗法：治疗骨关节炎的妙方 / 280

第四节　药疗：增生性骨关节炎的常用药 / 281

分型论治：骨关节炎中医疗法 / 281

骨关节炎的常用中药 / 284

验方调治：骨关节炎早期后期各不同 / 285

非甾类消炎止痛药 / 286

第五节　保健：增生性骨关节炎的防治细节 / 288

选择软底鞋和软鞋垫 / 288

有选择地锻炼，避免长期剧烈运动 / 288

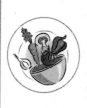
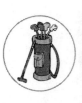

减肥，边塑身边预防脊柱和关节增生 / 289

日常生活中应注意的问题 / 289

第八章　风湿性心脏病

第一节　识病：解密风湿性心脏病 / 292

症状：风湿性心脏病观其症知其病 / 292

病因：风湿性心脏病的缘由 / 293

误区，改正自己错误观念"从心"做起 / 294

第二节　饮食：吃对健康百分百 / 296

原则：有所吃有所不吃 / 296

风湿性心脏病患者的"药膳方" / 297

第三节　保健：风湿性心脏病的防治细节 / 300

注意休息，劳逸结合 / 300

预防感染，保持居住卫生 / 301

风湿性心脏病患者注意季节变化 / 301

夫妻"性福"的注意事项 / 301

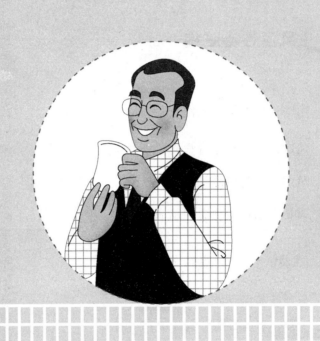

第一章

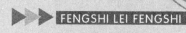

初识风湿病

风湿病其实是一个大家族，它是一类疾病的代表，包括风湿性关节炎、类风湿性关节炎、系统性红斑狼疮、痛风类风湿性脊柱炎、增生性骨关节炎、风湿性心脏病等疾病，表现各异，但它们的共同特征不外乎一个字：痛。这痛彻入骨的折磨，使许多人闻"痛"生畏，谈"风"色变。风湿类风湿真的那么可怕吗？如何才能防、治兼及呢？与病痛作斗争，知彼知己是关键——彼，弄清风湿病的概念、分类、症状、病因；己，首当其冲扶正自己对风湿病认识的误区。

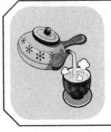

第一节

识病：风湿病的"庐山真面目"

概念：由来已久的"风湿"

说起"风湿"一词，最早要追溯到遥远的古希腊。在名为《希波克拉底全集》的书中，有一些文章专门写了人体的解剖，这本书对风湿是这样定义的：当人体的体液由于湿冷等原因导致下注于四肢、内脏，从而引发各种疾病，即为风湿。这个词一直沿用至今。

风湿病是风湿性疾病的简称，它并不是一种单纯的疾病，大多数的风湿病会累及关节而引起疼痛，同时还会牵扯到关节、骨、肌肉及其周围软组织，如韧带、肌腱、滑囊、筋膜、血管、神经等一大组疾病，直至人的全身。

风湿病之所以会由来已久，与人体有着密切的关系，是因为它的产生与人体的免疫系统有着千丝万缕的联系。免疫系统是人体的围墙，有防御病原体入侵的作用。当机体面临外来侵入者或机体代谢过程中的异常危险时，免疫系统就会主动发出攻击，进行消灭。一旦机体的免疫系统发生紊乱，其就会不由自主地攻击人体自身的一些正常的组织器官，给身体造成损伤。而研究已经表明，人体免疫紊乱正是风湿免疫疾病的病源。

 危害：风湿害人不浅

研究表明，有80%的风湿病患者有发生心血管疾病、肺部疾病、消化道疾病和肾脏疾病的危险，直接危害生命!我国各种风湿类疾病患者达2.3亿之众，其中有近8000万人长期以来与拐杖和轮椅为伴。由于众多患者对此病认识不足，治疗不及时，特别是类风湿关节炎，以其反复发作，直接侵害人体滑膜关节，致使人体残疾，号称"致残疾之首"。它的危害主要表现在以下几个方面。

（1）风湿的发病率很高，而且有很高的致残率，严重影响患者正常的活动和健康。患者瘫痪在床会给家庭带来很多负担，需要有不少的劳力来照顾他们的日常生活。很多风湿病人都会因此而陷入极大的危机。

（2）风湿的治疗过程漫长，患者需要耗费大量的人力物力，使很多健康的家庭支离破碎，一些贫困地区的风湿病患者更是欠下大量债务，风湿的发病给患者的家庭带来无法抹灭的痛苦，给整个家庭带来阴霾。

（3）专家指出风湿病反复发作后会引起病变如心脏受到损坏，病从会出现心慌、气短、消瘦、多汗等。患者在发病期间如果不能得到有效的病情遏制，还会损害内脏重要器官而危及生命。

总之，风湿的危害是不容忽视的，因此在平时需要积极的预防和治疗，把它有效的拒之门外，让自己远离它的威胁。

病因：追根风湿究其源

风湿是骨科中常见的一种疾病，那么，其病因到底什么呢？

（1）久居寒湿之地或高寒野外作业、野外宿营、野餐等都能引起风湿。

（2）妇女产后，月经期间，劳动保护不全，防寒设备简陋等，感受风湿寒邪，这就是引起风湿的病因。

（3）室内外温差过大，突然外出，不能适应气温的变化而感受风湿寒邪。

（4）受寒饮酒，使皮肤血管扩张，易受风湿寒邪。

（5）劳累过度、汗出受风、抵抗能力下降，都是引起风湿的病因。

（6）汗后游泳、或长时水中作业，感受寒湿之邪。

风湿性疾病主要是由于风寒引起的血液循环不通畅，致使包括肌、韧带、滑囊、筋膜的营养供给不良导致的疾病。在平常得生活中，由于工作，生活环境的原因，以及长期不良的生活习惯等是引起风湿病的病因。

症状：认清风湿，先下手为强

🔲 关节疼痛

疼痛程度分为轻、中、重度；早期关节炎疼痛无肿胀，且游走性比较明显，游走间隔期较短，多半在1～3天，很少超过1周。一旦出现关节肿胀多半经过1～3个月以后才转移到另一对称或非对称关节；疼痛性质多为烧灼痛或刺痛，可伴麻痹、趾端缺血、间歇性跛行。

2 关节僵硬

这是风湿病患者最常见的症状，患者睡醒或休息后关节出现僵硬、活动受限现象，稍微活动或保暖后症状缓解。这种症状多在清晨出现，俗称"晨僵"，持续时间在30~60分钟之间。

3 关节肿胀

肿胀部位在关节内或关节外，或为骨性肿大，对称性或非对称性间歇性、持续性肿胀。其程度与炎症轻重程度有关，有些肿胀是由于关节腔积液或滑膜肥厚所致。

4 乏力

风湿病患者肌力下降或丧失会导致乏力，通常乏力与其他症状相伴出现，如发热等，患者无法分清乏力和疲劳、疼痛之间的区别，容易错过最佳治疗时机。

5 皮肤和黏膜

患者皮肤出现皮疹，如各种红斑。黏膜有溃疡，常发生在口腔或外生殖器。有的可伴风湿热或类风湿结节；有的出现肢端苍白、发紫和潮红三相反应。

6 眼部病变

患者可出现结膜炎、角膜炎、虹膜炎、巩膜炎等。

预防：远离风湿是关键

风湿给我们的生活造成了一些麻烦，那都是因为没有对风湿的预防引起一定的重视，风湿的预防到底要抓住哪些要点呢？针对风湿的预防问题，专家做出以下详细的介绍。

（1）要经常参加体育锻炼，提高身体素质。居住环境要干净卫生，防止上呼吸道感染。

（2）对感冒引起的急性扁桃体炎、咽炎、猩红热、中耳炎和淋巴结炎等急性链球菌感染，应早期予以积极彻底的抗生素治疗。

（3）慢性扁桃体炎反复急性发作者（每年发作2次上），可能发生溶血性链球菌咽炎，应及时治疗，手术摘除扁桃体。

（4）群体生活（军营、学校、幼儿园等）风湿的预防和早期发现。早期诊断链球菌感染需建立必要的保健制度，可以彻底消除链球菌感染流行，大大减少风湿病的发病率。

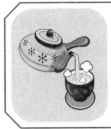

第二节
中医眼中的风湿病

中医如何看风湿病

我国的《黄帝内经》中并没有明确提出"风湿"的概念，而是把风、寒、湿三气合而为一，统称为"痹"，由"痹"引起人体经脉的闭阻被称之为"痹证"，通俗的叫法就是"风湿"。中医认为风湿病主要分为四种情况，从整体上说，都和痹证有关。每种情况的治疗方法也各有侧重。

1 行痹

行痹又叫风痹，中医上认为风湿病具有行痹的特点，从名字上看，其产生病因主要是因为风邪，所说的风邪主要是指风寒和风湿，这是造成行痹的最常见原因，当它们侵入人体肌肤、经络，会使气血无法畅通运行，肢体关节会痛无定处，四处走窜。

【治疗指导】治疗时主要侧重于祛风通络，散寒除湿。患者可以结合拔火罐、针灸进行治疗。如果患者听之任之，可能会损伤血脉、筋骨。

2 痛痹

从名字上看，痛痹是以痛为主要特点。患处会产生剧烈的疼痛，并且在受热时痛楚会减少，遇寒则会加重。这是由于痛痹多由脚部受凉、久居寒湿之地等，使风寒湿邪侵入机体，尤其是寒邪，经络、肌肉、关节从而发生痹阻，从而导致气血运行不畅。

【治疗指导】治疗应以疏经散寒，祛风除湿为主导方式。热水浴、热敷、拔火罐等非常适合作为辅助治疗方式。

3 着痹

着痹又叫湿痹，当人体正气不足时，一旦感受湿邪，或是含有风、寒、热等，使关节疼痛重着，痛处比较固定，肌肤会麻木不仁，关节屈伸不利。

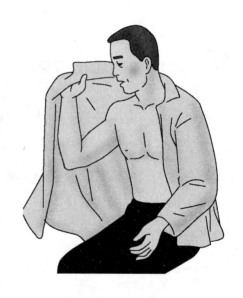

【治疗指导】治疗侧重于除湿通络，祛风散寒。适合着痹的治疗手段有按摩、针灸等，患者可以在家属的帮助下进行功能性锻炼。

4 痹

中医上的"痹"，泛指风湿病，是因风、寒、湿三气杂至而成。主要的表现是关节痛处灼热红肿，遇到凉则能舒缓，肌肉痛和上下肢拘急，影响屈伸。

【治疗指导】治疗时主要是通络，祛风除湿。患者可以结合按摩、针灸，帮助治疗。

饮食治疗：风湿患者须知

　　风湿病是一种常见的疾病，由于病程漫长，康复期较长，给许多患者的日常生活和身心健康带来了巨大的伤害和影响。但是在生活中，却很少有患者能够从饮食方面治疗。其实，药食同源，患者只要使用得当，配之得法，不仅可以增加疗效，而且可以弥补药物治疗的不足，是一样可以起到防病治病作用的。饮食治疗操作一般简单易行，无毒副作用。对于风湿病的居家调养与康复都是十分有益的。风湿病人的饮食治疗，一般应选用营养丰富、容易消化、刺激性小的食物，忌食招风惹湿生痰及刺激性大的食物。

1 食疗要对症，选食要正确

　　食疗必须讲究辨证施治。所谓辨证，就是运用中医的"四诊"、"八纲"，对各种疾病进行综合分析，作出正确诊断；施治就是在正确诊断的基础上，采取相应的治疗原则和措施。一般而言，风痹者宜用葱、姜等辛温发散之品，寒痹者，宜用胡椒、干姜等温热这品而忌生冷饮食；湿痹者易用茯苓、薏苡仁等药品；热痹者一般是湿热之邪交织在一起，宜食黄豆芽、冬瓜、丝瓜等食物，不宜吃羊肉及辛辣之品。另外，阴虚者应选用生地，阳虚者应选用淫羊藿，贫血者宜选食当归、黄芪。

2 烹调要合理

　　凡是用来治疗的食物，一般不宜采取炸、烤、爆等烹调方法，以免有效成分遭到破坏。应该采取蒸、炖或者煲汤等方法，以保持食性不变。风湿病病人久病体弱，再加上长期服药，伤及脾胃，消化功能较差，所以食物要软硬、冷热适中，易于消化。

3 饮食宜节制

饮食是人体营养的来源，有强壮身体、防治疾病等作用。但如果饮食不节，反而对身体不利，尤其是患病以后。"调食之法，宁少毋食多，宁饥毋食饱，宁迟毋食远，宁热毋食冷，宁零毋食顿，宁软毋食硬，此六者调脾胃之要法也。"脾胃消化食物的活动有一定规律，胃纳食物有一定容量，消化能力有一定限度，每个人均应根据自己的年龄、性别及身体健康情况等，动态地确定自己的饮食节律、质量、数量等。过饥则摄入食物不足，气血生化之源缺乏，身体得不到足够的营养补充，久而久之发生体虚，甚至生病，有病者加重病情。过饱、暴饮暴食会损伤脾胃，以致无病生病，有病加重或生他变。至于无病乱补，小病大补，食补不当，对身体也是无益的。尤其要注意的是，患者家属不应过度地给病人进食滋补之品，否则会伤及脾胃，引起营养不良。

 专家小贴士

除了通过服用药物、食疗、综合治疗等方式，风湿性疾病的患者还可以通过手术、综合治疗的方法来改善关节功能和提升生活的能力，但是不管是内服药，还是外科手术，都不能完全治愈疾病。因此，积极预防风湿性疾病，防患于未然是最重要的。

第二章

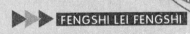

FENGSHI LEI FENGSHI

JU JIA TIAO YANG BAO JIAN BAI KE

风 湿 性 关 节 炎

风湿性关节炎简称"风湿"，它会在人体肆意妄为，可达皮肤、关节、中枢神经系统、心脏，许多病人常常因为对其了解不够而延误了病情，错过了治疗的最佳时机，甚至有生命危险。但也不要望而生畏，其实对于它的防治还是有很多办法的。下面我们就来逐步学习一下吧。

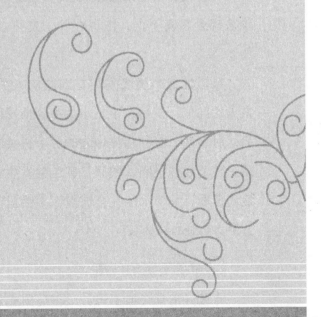

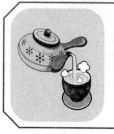

第一节

识病：解密风湿性关节炎

症状：风湿性关节炎的4大表现

1 四肢大关节会发生异常

一些人将自己的膝盖戏称为"天气预报"，每要下雨或是下雪，膝盖都会疼痛不止，出现红肿、发热。其实，这是风湿性关节炎在作怪。

风湿性关节炎多发生在四肢的大关节处，膝盖和肘部关节是最常见的部位。发生在手足小关节的情况比较少。常会对称出现在人的肩、肘、髋、膝和踝等地方的关节，关节局部有明显的红、肿、热、痛。关节屈伸不利，酸胀，甚至会发生变形。急性型的病程较短，炎症消退后，关节功能完全恢复，不会遗留障碍或畸形，但是有的病人会留有心脏的病变。

2 游走不定的疼痛

许多人常常会很不解："自己到底是怎么了，不是这个关节疼，就是那个关节疼。疼痛也会乱窜吗？"

这种游走性的多关节疼痛是风湿性关节炎的典型表现。游走性关节痛指的是炎症从一个关节转移到另一个关节，这种疼痛没有定处，原来侵袭的关节症状减轻后，其他的关节却开始出现疼痛的症状，而且反复发作。患者会感到前臂、髋部和膝关节疼痛难忍，膝关节剧烈时甚至会影响到行走。

3 肌肉也有疼痛感

刚过40岁，张女士总是觉得自己的肌肉会有疼痛的感觉，而且还会乏力，久久不能恢复，她以为是自己上了岁数的原因，但随着关节红肿、疼痛等症状的出现，她在儿女的陪同下到医院做了相关检查，结果发现自己居然患上了风湿性关节炎。

肌肉疼痛也是风湿性关节炎的一个表现。肌肉不仅会有疼痛感，而且还会出现肌无力、肌源性损害等，出现系统性红斑狼疮。

4 不规律的发热现象

风湿性关节炎急性期的患者可出现不规律的发热现象，并伴有咽喉痛、心慌等表现。和正常发热不同之处是风湿性关节炎的发热不会发生寒战，服用抗生素后仍然没有任何效果。如果出现不规律的发热，患者应该警惕自己是不是得了风湿性关节炎。

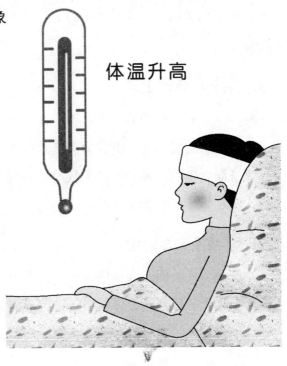

体温升高

病因：风湿性关节炎到底咋回事

风湿病按西医的观点，其患病原因是一种以关节和关节周围组织的非感染性炎症为主的全身性疾病，很多学者认为与遗传因素、自身免疫反应有关，总之目前西医对病因病理至今尚未明确。中医认为发病原因大体有四种：

1 脏腑阴阳内伤

按中医阴阳五行的观点讲。五脏是心、肝、脾、肺、肾。心主血脉，肝主筋，脾主肌肉，肺主皮毛，肾主骨。发生风湿病主要是肝脾肾发生内伤。肾为先天之本，藏精生髓，在体为骨是作强之官；肝为筋之本，藏血生筋，统司筋骨关节；脾为后天之本，气血生化之来源，主四肢肌肉。人体的阴阳之气必须保持平衡。如果阴阳不平衡，出现偏盛偏衰，受到邪气侵入，就会发生风湿病的热与寒的症状表现。

2 外感六淫之邪

六淫之邪气是指风、寒、署、湿、燥、火六种气。太过的六气侵入人身体引起发病的气就称为邪气。风湿病是受到风、寒、湿邪气侵入人身而发生的。风气胜者为行痹；寒气生者为痛痹；湿气胜者为着痹。风寒湿邪闭阻经络和关节，不通则痛，故而引起关节肿胀疼痛。

3 痰浊瘀血内生

痰浊与瘀血即是人体在病邪作用下的病理产物，也可以作为病因作用于人体。风湿病大多有慢性进行过程。疾病已久，则病邪由表入里，由轻而重，导致脏腑功能失调。而脏腑功能失调的结果就产生痰

浊与瘀血。这些就是风湿病缠绵而难治的根本原因

4 营卫失调

中医讲营气卫血，营行脉中，卫行脉外，阴阳相贯，气调血畅，营养四肢百骸脏腑经络。营卫和调。卫气在外保护人的体表。防御邪气侵入身体；营卫不和，邪气乘虚而入。故营卫失调是风湿病发病的重要因素之一。

误区：不要让它们误导了你

误区1 风湿性关节炎和类风湿性关节炎是一回事

在19世纪中叶之前，人们都认为风湿性关节炎和类风湿性关节炎是同一种疾病。有研究表明，风湿可以转变为类风湿，但是这并不能因此就认为风湿性关节炎和类风湿性关节炎是一回事。

在发病情况上，风湿性关节炎患者男女比例相当，而类风湿性关节炎患者多为中年女性；在病因上，风湿性关节炎主要是由链球菌感染导致，而类风湿性关节炎则是关节滑膜出现的慢性炎症；而两者在症状表现上更是各有千秋，风湿性关节炎以膝关节等大关节为主要发病部位，会出现环形红斑、心肌炎的症状，不会造成关节畸形。类风湿性关节炎多侵犯腕关节等小关节，晚期大多会导致关节畸形。通过对比，人们完全可以区分风湿性关节炎和类风湿性关节炎。

误区2 感冒和风湿性关节炎不挨边

风湿性关节炎同感冒也有着一定的渊源。我国中医将感冒的原因多归为外感六淫之邪，"六淫"是指风邪、寒邪、暑邪、湿邪、燥

邪和火邪。如果是风热之邪侵袭人体而引起的感冒，早期的症状表现和风湿性关节炎联系非常紧密，一旦失治误治，外在的症状就会逐渐侵袭肌肉关节，变成热毒痹阻人体的经络，使气血不畅。当肌肉关节蕴结湿热，就会出现关节红、肿、热、痛的情况。如果风与湿相互结合，侵袭着人体，久而久之便可化为灼伤肌肤经络的"热"，便是关节肿痛之症，进而发展为风湿性关节炎。

而西医认定感冒和风湿性关节炎有关的依据是风湿性关节炎主要是由于链球菌感染所致，尤其是A组溶血性链球菌的感染。而感冒之后，人体的抵抗疾病的能力及自身免疫力均有所下降，感染链球菌的几率大大增加，所以，为了减少患风湿性关节炎的可能，在感冒时一定要注意保暖等。

误区3 为了治病乱投医

风湿性关节炎的患者经常为了自己能够尽快康复，常常会紧张和焦虑，对疾病过多担心，生怕病情严重或是变成残疾，其实这是正常的现象。但是有的病人却因此而走入了有病乱投医的地步，盲目相信一些夸大事实的广告，不管什么药，不管投入多少钱都在所不

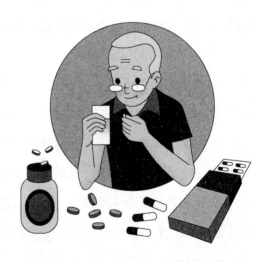

惜，只要听说哪种药很好或是很有效，不管对自己是否合适，都要亲身试用，结果病没怎么治好，反而伤财伤身，有的还会让病情史加复杂，妨碍正确的治疗。

其实，不管是对风湿性关节炎而言，还是对其他疾病来说，食疗和用药的基本原则是对症。

误区4 只要止痛就可以维持

许多患者对于药物是否有效的界定，往往认为止痛就行，而且认为只要能止住疼痛，风湿性关节炎就会好转。因此，他们购买大量的止疼药。一种药失去止疼效用，就再换另一种。

其实，这样错误的认识对控制病情不但无宜，反而有害。疼痛只是风湿性关节炎的症状之一，服用镇痛药可以止痛，但是治疗更要从长远考虑，注意消炎，并且进行科学的治疗。

第二节

饮食：吃对健康百分百

 饮食宜忌，风湿性关节炎患者饮食注意

1 饮食有所宜

定时和定量，是风湿性关节炎患者饮食的两大基本准则。对于类风湿关节炎患者来说，偏食、挑食都是要不得的。肉类、五谷杂粮和蔬菜瓜果要有合理的搭配，不能有失偏颇，一

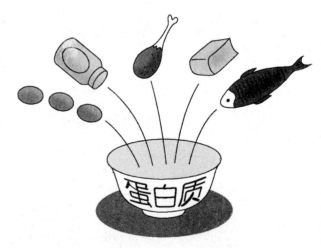

定要均衡摄入。吃一些能够祛风散寒、温经通络、利湿化湿的食物，如紫苏、羊肉、狗肉等辛温性暖的食品，对病情的缓解大有益处。一些患者时常担心自己的体质过于虚弱、缺乏营养，便不加以节制，不分时间、不计数量地进食，这样只会增加脾胃负担，损伤消化功能，

对病情也未必有太大的好处。而且，一些食物并不适合风湿性关节炎的患者食用。现代营养学认为，风湿性关节炎患者适合吃高蛋白、多热量而且容易消化的食物。

而且当疾病发作的时候，病人往往会出现厌食的情况，这时不妨给病人安排清淡的饮食，可以令患者保持较好的食欲，较少对脾胃运化功能的损害，以增强抗病能力。

2 饮食亦有所忌

风湿性关节炎患者最好不要吃或少吃辛辣、生冷、油腻的食物，因为这些无疑会让身体雪上加霜。

现代研究表明，香蕉性寒，会使局部的血液循环减慢，代谢的产物堆积，关节和肌肉的疼痛会加重，对风寒湿痹者尤为不利。有"花红"之称的林檎，会导致痹症，故不宜多吃。

此外，风寒湿痹患者还应当忌食西瓜、柿子、柿饼、地瓜、竹笋、芹菜、豆腐、绿豆、枸杞头、马兰头、生菜、生黄瓜、螺蛳、田螺、螃蟹、蚌肉、蚬肉、海带等生冷性凉的食物。久病脾胃虚寒的病人，平时一定要少食生冷的瓜果和虾等。

另外，尽管食补和药补会对风湿性关节炎患者有帮助，但未必是多多益善。患者要根据自己的病情及脾胃运化功能的强弱进行选择，如牛奶、豆浆等虽然很有营养，但是不适合体内有湿热或舌苔黏腻的人，饮用过多反而会导致腹胀不适；白木耳、人参、阿胶都是补气养血的佳品，但是不适合脾胃不和或湿热内蕴的人，他们服用后反而令壅气助湿，添加病痛。

因此，风湿性关节炎患者安排饮食时，务必要从病情出发，以对病情有益为基本点，要与自己的实际结合，这样的安排才合理，能够促进疾病的康复，真正提高自己的生活质量。

 ## 适合风湿性关节炎患者经常吃的4种水果

1 桑葚

桑葚又名桑果，早在两千多年前，桑葚已是中国皇帝御用的补品。桑树生长在特殊的环境里，所以桑果具有天然无污染的特点，被称为"民间圣果"。桑葚是一种椭圆形的小浆果，成熟后色深红或黑紫，大小似小枣，味甜多汁，略带酸味，风味独特，营养丰富，含有丰富的活性蛋白、维生素、氨基酸、胡萝卜素、矿物质等成分，具有多种功效，能显著提高人体免疫力，具有延缓衰老、美容养颜的功效，被医学界誉为"21世纪的最佳保健果品"。

【性味归经】桑葚性温，味甘、微酸；归脾、肝经。

【食疗功效】中医学认为，桑葚能够利五脏关节、通血气、健步履、祛风湿。所以，对于患有关节酸痛，或体虚痹痛的中老年人来说，食桑葚再适合不过。当人体血气不通时，风疾喜欢趁隙而入。食用桑葚可以养血，血行自然能祛风，患有风湿性关节炎者可以适量多吃一些桑葚。

【食用指导】风湿性关节炎患者缓解疼痛症状，可取30～60克的鲜黑桑葚，用水煎服。或者是用温开水和少量的黄酒冲桑葚膏，每次服一匙。

【食用宜忌】一般成人均适合食用。女性、中老年人及风湿性关节炎患者更宜食用。但桑葚性寒，脾胃虚寒泄泻者应忌食，另外糖尿病患者也应忌食。

专家小贴士

　　如果是风湿筋骨痛的患者，可以把干的桑树枝切成一寸一寸的段，然后劈成细条，桑叶分好，点燃用烟熏患处，一日可以进行2次，每次20分钟左右，效果十分明显。

2 樱桃

　　樱桃又名含桃、莺桃和荆桃等，是上市最早的一种乔木果实，号称"百果第一枝"。据说黄莺特别喜好啄食这种果子，因而又名"莺桃"。每年春末夏初，当其他果树还在开花时，樱桃就已经先百果而熟，光彩夺目了，樱桃的果实虽小似珍珠，但色泽红艳光洁，个个犹如体态玲珑的玛瑙宝石一样。樱桃的味道甘甜而微酸。除了可以鲜食外，又可腌制或作为其他菜肴食品的点缀，很受欢迎。

　　【性味归经】樱桃性温，味甘微酸；归脾、肝经。

　　【食疗功效】樱桃不仅能益气，美容养颜，还能祛风湿，可以治疗四肢关节酸痛，泡酒食用后效果会更好，尤为适合左瘫右痪、四肢不仁、风湿腰腿疼痛者。

　　【食用指导】将新鲜的樱桃取250克，洗干净，然后泡在1000毫升的米酒中，泡至樱桃颜色变白，便可以饮用。每次可以饮用1～2小杯。

　　【食用宜忌】樱桃性温热，热性病及虚热咳嗽者忌食、有溃疡症状者、上火者、慎食；糖尿病者忌食。

3 葡萄

　　葡萄又名草龙珠、山葫芦等。葡萄果实圆形或椭圆形，成熟后呈紫色或黄绿色，味酸甜，多汁，大者如乒乓，小者如珍珠，含糖量达8%～10%。此外葡萄还含有多种无机盐、维生素以及多种具有生理功能的物质，含钾量也相当丰富。

【性味归经】葡萄性平，味甘、酸；归肺、脾、肾经。

【食疗功效】葡萄不仅可以养血、强心、补血、抗老化，还可以舒筋活血。葡萄可以去除筋骨的湿痹，增强人体抵御风寒的能力。

【食用指导】新鲜的葡萄2.5千克，洗净晒干，放入白糖500克，装在密封的桶里，每星期打开桶盖放一次气，2个月后酒便制成。每次可以饮用1~2杯，有补气血、强筋骨、活经络之功。

【食用宜忌】一般人群均可食用葡萄。肾炎、高血压、水肿患者，儿童、孕妇、贫血患者，神经衰弱、过度疲劳、体倦乏力、未老先衰者，肺虚咳嗽、盗汗者，风湿性关节炎、四肢筋骨疼痛者，癌症患者尤其适合食用。但糖尿病患者、便秘者、脾胃虚寒者宜少食。忌与海鲜、鱼、萝卜、四环素同食，服用人参者忌食，吃后不能立刻喝水，易引发腹泻。

4 木瓜

木瓜素有"百益果王"之称。不但味道又香又甜，而且还有保健、美容的功效。在木瓜里，含有各种酶元素、维生素及矿物质，而最丰富的维生素是维生素A、复合维生素B、维生素C及维生素E。

【性味归经】木瓜性温、味酸，归肝、脾经。

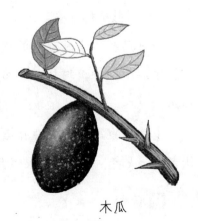

木瓜

【食疗功效】木瓜具有平肝和胃、舒筋活络、降血压的功效。木瓜有较好的舒筋活络作用，且能化湿，为治风湿痹痛所常用，筋脉拘挛者尤为要药。治风湿痹痛时一般用于腰膝酸痛者居多，常与虎骨等配用。

【食用指导】有痹症的患者均可以生吃木瓜的鲜果，或是当成菜蔬，抑或制作成蜜饯。

【食用宜忌】不可多食，损齿及骨。积滞多者不宜食用。

适合风湿性关节炎患者常食的3种调料

🔲 葱白

葱白为百合科植物葱的近根部鳞茎，色白，故称葱白，别名葱茎白、葱白头、大葱白、鲜葱白、绿葱白、大葱。我国各地均有种植，随时可采。采挖后，切去须根及叶，用时需剥去外膜，去须根及叶。可食亦可入药，轻辣宣散，用为通阳发表药。

【性味归经】葱白味辛、性温；归肺、胃、肝经。

【食疗功效】葱白具有发表散寒，通阳宣窍的功效，对风湿痹症有一定的治疗作用的功效；食用能够散寒气、通血脉、除身痛麻痹、阴寒腹痛、二便不通、喉痹等。

【食用指导】它既是一种常用的调料，又有很好的食疗作用，对风湿痹症有一定的治疗作用。葱白可以放入菜肴，也可以放入粥中。

【食用宜忌】一般人皆宜食用，但表虚多汗者忌服。

🔳 桂皮

桂皮又称肉桂、官桂或香桂，为樟科植物天竺桂、阴香、细叶香桂、肉桂或川桂等树皮的通称。冬季采取，阴干。为常用中药，又为食品香料或烹饪调料。桂皮的原植物比较复杂，约有十余种，均为樟科樟属植物。各地常用的有8种，其中主要有桂树、钝叶桂、阴香及华南桂等，其他种类多为地区用药。各品种在西方古代被用作香料。中餐里用它给炖肉调味，是五香粉的成分之一。

【性味归经】桂皮性辛、温，味甘；归脾、胃、肝、肾经。

【食疗功效】桂皮有散风驱寒、通血脉之功效，适用风寒湿痹的患者食之，有风痹、寒痹和湿痹的患者，均可食用桂皮。在民间应用得非常广泛。

【食用指导】常用肉桂3克，配合生姜9克，煎水服用，可以治风湿痛。

【食用宜忌】一般人群均可食用，尤适宜于食欲不振、腰膝冷痛、风湿性关节炎患者及心动过慢的人食用。但便秘、痔疮患者及孕妇不宜食用。

3 花椒

花椒又称青花椒、狗椒、蜀椒、红椒、红花椒。而四川省、贵州省等地特产的一种花椒又叫麻椒。可孤植又可作防护刺篱。其果皮可作为调味料，并可提取芳香油，又可入药，种子亦可食用。花椒气味芳香，可除各种肉类的腥膻臭气，能促进唾液分泌，增加食欲，是我国特有的香料，位列调料"十三香"之首，无论红烧、卤味、小菜等菜肴均可用到它。

【性味归经】花椒味辛，性温。有小毒。归脾、胃、肾经。

【食疗功效】中医认为花椒散寒除湿、主风邪气，温中，除寒痹，坚齿发，明目。适合风寒湿痹的患者食用。

【食用指导】食用时取6克花椒，9克的艾叶和红花，30克透骨草，一起用水煎，每天饮用1～2次。

【食用宜忌】一般人群均能食用，孕妇、阴虚火旺者忌食。

 ## 适合风湿性关节炎患者常食的4种肉食

1 蛇肉

蛇肉又称长虫肉、蟒肉，含有蛋白质、脂肪、多种无机盐、糖类、钙、磷、铁、锌及维生素A、维生素B_1、维生素B_2等成分。蛇肉细嫩鲜美，古有"做脍食之"的记载。今人烹蛇已成佳肴，蛇肉含有丰富的营养成分，人体必需的多种氨基酸，其中有增强脑细胞活力的谷氨酸，还有能够解除人体疲劳的天冬氨酸等，脂肪中含有亚油酸，而胆固醇含量很低，是脑力劳动者的良好食物。蛇肉中所含有的钙、镁等元素，是以蛋白质融合形式存在的，因而更便于人体吸收利用。

【性味归经】蛇肉性平，味甘、咸，归肝、肾经。

【食疗功效】历代医家一致认为蛇肉是祛风湿、通经络、透筋骨的佳品。在临床上多适宜于风湿痹症、肢体麻木、过敏性皮肤病、脊柱炎、骨结核、关节结核、淋巴结核及末梢神经麻痹者食用。此外，蛇肉还有美容养颜、滋养肌肤的功效。

【食用指导】将蛇肉浸入酒后饮用，效果更佳。

【食用宜忌】一般人均可食用，尤其适合风湿痹症、肢体麻木、过敏性皮肤病、脊柱炎、骨结核、关节结核、淋巴结核及末梢神经麻痹者食用。但患疮疡者忌食。

② 黄鳝

黄鳝亦称鳝鱼、罗鳝、蛇鱼、长鱼，体细长呈蛇形，体前圆后侧扁，尾尖细。肉嫩味鲜，营养价值甚高。所含丰富的DHA和卵磷脂是构成人体各器官组织细胞膜的主要成分，而且是脑细胞不可缺少的营养。黄鳝不仅为席上佳肴，其肉、血、头、皮均有一定的药用价值。

【性味归经】黄鳝性温，味甘；归肝、脾、肾经。

【食疗功效】中医学认为，黄鳝具有补气养血、温阳健脾、滋补肝肾、祛风通络等医疗保健功效。对风湿性关节炎患者来说，常食黄鳝能够补虚损、祛风除湿、强筋健骨，可以治疗风寒湿痹。

【食用指导】黄鳝可以制作成各种美味的菜肴，或是制成汤，食肉饮汤。

【食用宜忌】黄鳝不宜与狗肉、狗血、南瓜、菠菜、红枣同食。一般人群均可食用。

③ 鳗鲡

鳗鲡又名白鳝、白鳗、河鳗、鳗鱼、青鳝、日本鳗。是一种降河性洄游鱼类，原产于海中，溯河到淡水内长大，后回到海中产卵。其肉质里含有丰富的蛋白质、维生素A、维生素D、维生素E、矿物质以及不饱和脂肪酸DHA。它能提供人类生长、维持生命所需的营养成分。长期食鳗鲡，对于强健体魄、增进活力以及滋补养颜极有帮助。

【性味归经】鳗鲡性平，味甘，归心、肝、肾经。

【食疗功效】鳗鲡的肉、骨、血、鳔等均可入药。既有补虚损作用，又有祛风湿的功效。李时珍认为："鳗鲡所主诸病，其功专在杀虫祛风。"

【食用指导】可以清蒸后食用。

【食用宜忌】鳗鲡的血清有毒，切勿饮服，以免发生中毒。宰杀时必须将鳗鲡血洗净，手部有伤口者，宰杀鳗鲡时必须戴上手套。

4 鲈鱼

鲈鱼又称花鲈、寨花、鲈板、四肋鱼等，俗称鲈鲛。鲈鱼肉质白嫩、清香，没有腥味，肉为蒜瓣形不仅营养价值高而且口味鲜美。鲈鱼因其体表肤色有差异而分白鲈和黑鲈。黑鲈的黑色斑点不明显，除腹部灰白色外，背侧为古铜色或暗棕色；白鲈鱼体色较白，两侧有不规则的黑点。

【性味归经】鲈鱼性平，味甘；归肝、脾、肾经。

【食疗功效】常食鲈鱼对脾胃和肝肾十分有益。因为肝肾又主人的筋骨，因此可以强筋壮骨。适于肝肾不足、体弱痹痛患者经常食用。

【食用指导】鲈鱼最宜清蒸、红烧或炖汤。尤其是秋末冬初，成熟的鲈鱼特别肥美，鱼体内积累的营养物质也最丰富，所以是吃鱼的最好时令。

【食用宜忌】一般人群均可食用。适宜筋骨不健、贫血头晕、妇女妊娠水肿、胎动不安之人食用。患有皮肤病疮肿者忌食。

适合风湿性关节炎患者常食的其他食物

1 蜂王浆

蜂王浆又名蜂皇浆、蜂乳、蜂王乳，是蜜蜂巢中培育幼虫的青年工蜂咽头腺的分泌物，是供给将要变成蜂王的幼虫的食物。营养学家认为，蜂王浆是世界上唯一可供人类直接服用的高活性成分的超级营养食品。蜂王浆含有较多的维生素，尤其是B族维生素特别丰富。新鲜蜂王浆为黏稠的浆状物，有光泽感，其颜色呈乳白色、浅黄色或微红色，颜色的差异与工蜂的饲料（主要是花粉）的色素有关。另外工蜂的日龄增加、蜂王浆保存时间过长，以及蜂王浆与空气接触时间过久而被氧化等因素，造成蜂王浆颜色加深。

【性味归经】蜂王浆性平，味甘、酸，归脾、肝、肾经。

【食疗功效】蜂王浆具有美容养颜、滋润皮肤、抗疲劳等功效，适合体弱多病的中老年人服用。而服用蜂王浆，对慢性期的风湿性关节炎也有一定疗效，可以缓解关节的疼痛。

【食用指导】患者每日晨起后，可以空腹喝一杯蜂王浆，有助于吸收，一天可喝400毫升，分2～3次饮用。

【食用宜忌】一般人皆可食用，尤其适于体质虚弱、多病、衰老的老年人、祛斑祛皱、滋润皮肤的女性、精力不足、容易疲劳的上班一族及体虚的高血压患者。但16岁以下儿童、孕妇、患有乳腺疾病、刚做完手术及过敏体质者不适宜食用。蜂王浆不能用开水或茶水冲服，并应该低温贮存。

② 栗子

栗子，又名板栗、毛栗、风栗等。栗子果实呈圆形或椭圆形，外皮为棕色或棕红色，可生食，也可熟食，不仅含有大量淀粉，而且含有蛋白质、脂肪、B族维生素等

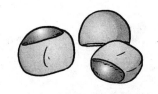

多种营养物质，所以素有"干果之王"的美称。栗子历史悠久，分布极广，适应能力极强，又与枣、柿子被并称为"铁杆庄稼"、"木本粮食"，栗子对人体的滋补功能，可与人参、黄芪、当归等媲美，对

肾虚有良好的疗效，故又称为"肾之果"，是一种价廉物美、营养丰富的滋补品及补养的良药。

【性味归经】栗子性温，味甘平；入脾、胃、肾经。

【食疗功效】栗子具有养胃健脾、补肾强筋、活血消肿的功效，非常适合饱受痹痛折磨、肾气虚者食用。

【食用指导】可以购买生栗子，煮熟剥皮吃，或放入粥中，也可以食用市面上出售的糖炒栗子。

【食用宜忌】一般人皆可食用，尤其适合老年人，但脾虚湿盛者、糖尿病患者不宜食用。

3 薏苡仁

薏苡仁又名薏米、薏仁、米仁、六谷米、药玉米、菩提珠、回回米和裕米等，是禾本科植物薏苡的种仁。薏苡属多年生植物，茎直立，叶披针形，其子实卵形，白色或灰白色。既可食用，又可药用，性凉，味甘甜。由于薏苡仁的营养价值很高，被誉为"世界禾本科植物之王"，在欧洲，它被称为"生命健康之禾"。

【性味归经】薏苡仁性平，味甘；归脾、肝经。

【食疗功效】常食薏苡仁可以利湿除痹，治疗屈伸不利、筋急拘挛。

【食用指导】同其他食品煮粥、酿酒或同防风煮熬去渣后代茶饮用。

【食用宜忌】一般人均可食用，尤适用于老人、体弱者以及消化不良者，但便秘、尿多者及孕早期的妇女应忌食。

4 大豆卷

大豆卷是大豆经过发芽之后晒干而制成，又名大豆黄卷、清水豆卷。通常在10月间大豆成熟后采收。选择肥壮饱满的种子，于冷水中泡涨后，用湿布盖好，或放入麻袋、蒲包中，置于温暖处，经常翻动和洒少量的水，促其发芽。待芽长约1厘米时，用清水洗净晒干而成。

【性味归经】性平，味甘；归脾、胃、肾经。

【食疗功效】清热、除湿、解表。用于暑湿发热，麻疹不透，胸闷不舒，骨节疼痛，水肿胀满等。适合风湿性关节炎患者食用。

【食用指导】取3~15克的大豆卷，配薏苡仁、栀子，熬制成汁，饮用。

【食用宜忌】无湿热者忌用。

5 羊骨

羊骨指山羊或绵羊的骨，因部位、年龄等不同，骨的化学组成亦有差异。其中变动最大的是水分与脂类。骨质中含有大量的无机物，其中一半以上是磷酸钙。此外，又含少量的碳酸钙、磷酸镁和微量的氟、氯、钠、钾、铁、铝等。氟含量虽然很少，但它是骨的重要成分。骨的有机物有骨胶原、骨类黏蛋白、弹性硬蛋白样物质；尚有中性脂肪（量比较多）、磷脂和少量的糖原等。

【性味归经】羊骨性温，味甘；归脾、肾经。

【食疗功效】强筋骨、补肾。由于痹痛持续之久，多会有损肝肾。当频频出现腰椎痛和筋骨痛时，可以多食羊骨。

【食用指导】可以将羊骨放入汤中或是同陈皮、草果、良姜，生姜一起煮粥，根据个人口味加入适量盐。

【食用宜忌】一般人均可食用，宿热者不可食。

菜谱：风湿性关节炎的"菜疗方"

如何让风湿性关节炎的患者吃得既美味对身体又有帮助呢？

❋ 白平鱼丁

【材料】平鱼250克，牛奶50毫升，鸡蛋清30克，清汤适量，自制猪油50克，葱段10克，醋5毫升，姜末和蒜各5克，盐3克，味精1克，料酒25毫升，玉米淀粉15克。

【用法】平鱼剔刺、去皮，洗干净，放在案板上，用刀切1.2厘米的方丁，放在碗中，用清水浸泡，变白后，去掉水，放入盐、鸡蛋清和玉米淀粉，抓匀上浆。将锅中放入500毫升水和少量的醋，点着火，烧开后放入鱼丁，余2分钟左右后捞出，然后用凉水过一遍。将锅加热，放40毫升油，烧至七八成热时，放葱段和姜末爆香，然后放入少量的清汤和料酒，烧滚1～2分钟，取出葱段和姜片，放入鱼丁和盐，用小火烧，至汤汁稀少时，倒入牛奶，烧开后，将味精和剩余的料酒倒入，搅匀，最后用玉米淀粉勾芡，淋入蒜汁和少许油，翻匀即成。

【功效】祛风湿，强筋骨，散瘀血。有风湿疼痛、筋骨羸弱、腰膝酸软等症的患者可以经常食用。

❋ 冬瓜炖排骨

【材料】排骨、冬瓜各500克，取生姜1块，大料1个，盐5克，胡椒粉和味精各2克。

【用法】把排骨斩成小段，洗

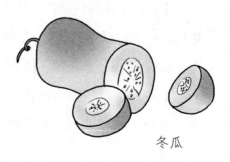

冬瓜

干净，将水分沥干；冬瓜去皮后，适当切成块，生姜用刀拍破切块。先把排骨放在盛有开水的锅中烫5分钟之后，捞出来用清水洗干净。然后将排骨、生姜、大料放入1500毫升的清水中，用旺火烧沸，再用小火炖1个小时，放入冬瓜，继续炖20分钟，加盐、胡椒粉和味精调味即可。

【功效】舒经活络，化湿和胃。适用于筋脉拘急、关节不利、风湿痛、脚气肿胀等症的患者食用。

❀ 红豆鹌鹑羹

【材料】红豆50克，鹌鹑肉200克，适量肉汤，胡椒粉和味精各2克，料酒5毫升，大葱5克，盐3克，姜10克。

【用法】用清水红豆洗净，把洗净的姜切成厚片，洗净大葱后切成长段。先把鹌鹑肉放入沸水内焯去血水，再用清水洗净。烧好锅，放入红豆、葱段、姜片、盐、料酒、胡椒粉，加入肉汤，用大火烧开，然后改用小火慢炖1个半小时，放入鹌鹑肉继续炖，直至鹌鹑肉烂，入味精调味，挑出姜、葱，即成。

【功效】健筋骨，除湿，解毒。对风寒湿痹症疗效显著。

❀ 杜仲爆腰花

【材料】杜仲15克，猪腰子400克，黄酒15毫升，豌豆淀粉10克，味精3克，酱油8毫升，醋5毫升，大葱和大蒜各5克，花椒3克，姜10克，盐5克，白砂糖10克，植物油20毫升。

【用法】洗净杜仲，加入水熬成50毫升浓汁，同豌豆淀粉、黄酒、酱油、味精和白砂糖兑成芡汁。猪腰切两半，切成腰花。洗净大葱、姜、蒜，姜、蒜切成片，葱切成段。炒锅烧热，倒入植物油烧热，放花椒、腰花、葱、姜和蒜，快炒，沿锅倒醋和芡汁，翻炒均匀。

【功效】强筋骨，壮腰温阳。适合风湿性关节炎男性患者。

✳ 土豆木瓜烧肉

【材料】土豆100克，木瓜30克，猪瘦肉300克，料酒10毫升，葱段10克，姜片5克，盐3克，油适量。

【用法】土豆去皮，洗净，切块；木瓜洗净后切薄片；猪瘦肉洗净后切块。烧热炒锅，加油烧至六成热，放入葱段和姜片爆香，再放土豆块、木瓜片和猪瘦肉块、料酒炒至变色，添少许汤，烧熟后加入盐。

【功效】舒经活络，缓解风湿痛和关节不利。

✳ 白萝卜炖狗肉

【材料】白萝卜100克，狗肉300克，香菜25克，木瓜30克，葱段10克，料酒10毫升，姜5克，盐3克。

【用法】白萝卜去皮，洗净后，切成大块；洗净木瓜后切薄片；将狗肉洗干净，切成厚块；用刀拍松姜。将白萝卜、狗肉、木瓜、大葱、姜和料酒一起加1200毫升清水炖，用大火烧沸，再改用小火炖煮45分钟，加盐和香菜即成。

【功效】补中益气，舒经活络。适用于风湿痛、腰膝软弱无力、脾肾气虚、寒证等患者食用。

❋ 萝卜炖羊肉

【材料】白萝卜100克，羊肉300克，香菜30克，透骨草20克，料酒10毫升，葱段10克，姜片5克，盐4克。

【用法】洗净各种材料后，萝卜后切成块，透骨草切碎，用纱布袋装好；羊肉后切成块，白香菜切成段；将白萝卜块、羊肉块、药包、姜片、葱段、料酒和1500毫升清水放于炖锅中，先用武火烧沸，再用文火炖煮半小时，加入盐和香菜略煮。

【功效】祛风湿，补虚损。患者如虚劳羸瘦，有风湿疼痛等症可以食用。

❋ 透骨猪肉汤

【材料】透骨草20克，猪瘦肉300克，葱段10克，姜片5克，盐5克，料酒适量。

【用法】洗净透骨草，切碎，用纱布袋装好；洗净猪肉后切块。将猪肉块、药包、姜片、葱段和料酒下入炖锅内，加入1500毫升清水烧沸，改用文火炖煮半个小时，加盐略煮。

【功效】强筋骨，祛风湿。有风湿疼痛、腰膝酸软、四肢不仁等症的患者食用。

❋ 透骨猪蹄

【材料】透骨草20克，猪蹄300克，姜片5克，葱段10克，料酒10毫升，盐3克。

【用法】透骨草做成药包；猪蹄收拾干净，和药包、姜片、葱段、料酒一起置放在炖锅中，加入1500毫升清水，先用武火烧沸，再用文炖煮45分钟，加盐略煮。

【功效】祛风湿，强筋壮骨。

❋ 锅烧鳗鲡

【材料】鳗鲡600克，老抽40毫升，葱段50克，米醋50毫升，白砂糖50克，味精2克，料酒15毫升，花生油25毫升。

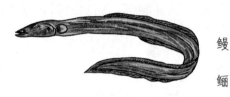

鳗
鲡

【用法】将鳗鲡收拾洗净，切成5厘米的小段。锅中铺上葱段，上面放好鳗鲡段，加白砂糖、老抽、米醋、料酒、味精和可以没过鳗鲡的清水，先用大火烧开，然后盖好盖用小火烧40分钟左右，改中火收芡，最后淋花生油。

【功效】补虚温中，除湿通痹，开郁化食。

❋ 黄金蛇

【材料】蛇肉500克，生菜150克，味精2克，醋10毫升，香油10毫升，白砂糖10克，油150毫升。

【用法】把蛇切成长段，放沸水中汆水，洗净。烧沸卤水，放入蛇段，蛇肉软时捞起。生菜切成丝，放入糖和醋拌匀。炸蛇段呈金黄色，起锅，抹上香油，放上生菜和味精即可。

【功效】祛风湿，补中益气。适用于风湿疼痛等证。

❋ 翠衣鳝丝

【材料】鳝鱼1000克，西瓜皮200克，芹菜500克，泡辣椒和鸡蛋各50克，猪油250克，酱油30毫升，葱、蒜各20克，生姜15克，食盐6克，醋2毫升，味精2克，白砂糖3克，香油、绍酒各3毫升，淀粉30克。

【用法】先把西瓜皮洗干净榨成汁，用纱布过滤掉渣滓待用。洗净鳝鱼，剖开腹部，剔除鱼骨，除去内脏，将鱼肉斜切成丝。芹菜去掉叶，用清水洗净后，切成长为3厘米的段（粗的要用刀切开）。把泡辣椒切成斜口条状；生姜、葱、蒜均洗净切成丝；鸡蛋去掉蛋黄，和淀粉、食盐、一半西瓜皮汁调成汁。把鳝鱼丝用调好的汁浆好，取酱油、绍酒、白糖、淀粉、水、味精和剩下的西瓜皮汁勾兑成汁。烧热锅，倒入猪油，待油大约在六成热时，鲜鳝鱼丝下锅，滑透后倒入漏勺，再把原锅放回火上，放入少量猪油，将泡辣椒、芹菜、葱丝、姜丝、蒜丝下锅，不断翻炒，倒入鳝鱼丝，炒匀，沿锅倒入兑好的汁，最后加醋和香油，翻炒均匀即成。

【功效】健骨，补虚，疗痹。适用于风湿肢体疼痛、体弱消瘦、腰腿疲软的患者。

❀ 羊肉荟萃煲

【材料】羊肉和白萝卜各500克，羊脊骨100克，薏苡仁50克，苍术10克，茯苓片25克，盐2克，葱末、姜片各5克，料酒5毫升，花椒和白胡椒各适量。

【用法】将羊肉和白萝卜切成块。羊肉、羊脊骨需要放入开水内焯去腥味，再用清水洗净，放入沙锅，加白萝卜、苍术、茯苓片、薏苡仁、姜片和花椒，用大火煮开后，加入盐和白胡椒、料酒，改用小文火炖1个小时，撒上葱末即成。

【功效】祛湿，除风，健脾，散寒。

❋ 肉饼

【材料】蛇肉200克，猪瘦肉100克，盐2克。

【用法】洗净蛇肉和猪肉，一起剁成碎烂，做成肉饼，加盐蒸熟。

【功效】祛风止痛，活血散结。对风湿性腰腿痛、风湿性关节炎疗效显著。

❋ 牛筋花生煲

【材料】牛蹄筋100克，花生米150克，鲜栗子50克，盐5克。

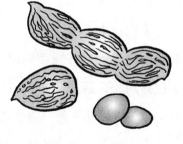

【用法】把牛蹄筋和花生米用温水泡软，鲜栗子去壳，备用。把牛蹄筋、栗子仁和花生放入锅中，加清水煮烂，加少许盐即可。

【功效】强筋健骨，舒经活络。尤其适用于风湿疼痛、腰膝酸软患者。

❋ 党参蒸鳝鱼

【材料】党参10克，当归5克，鳝鱼1000克，熟火腿150克，胡椒粉1克，盐3克，葱和姜各20克，料酒15毫升，鸡汤100毫升。

【用法】将整条鳝鱼收拾洗净，放入沸水锅氽一下，去掉头尾，切成6厘米长的鳝鱼段。切熟火腿成片；姜洗净后切片，葱洗净后切段。锅内先倒入清水，放入葱、姜和料酒，水沸后，沸水中烫一下鳝鱼段捞出，在盆内放好，上面放党参、当归、熟火腿片、葱段、姜片、料酒、盐，最后放入鸡汤，盖好封口，用笼蒸1小时，取出，拣去姜、葱，加盐即可。

【功效】补中益气，润燥生津。适用于体质虚弱的风湿性关节炎患者。

❋ 蒸鳗鱼

【材料】河鳗600克，卷心菜40克，大米200克，泡椒120克，豆瓣酱100克，蚝油和花椒各50克，大葱和姜各5克，味精3克，盐4克，白砂糖10克，酱油10毫升。

【用法】淘净大米，放入花椒，用小火炒干，研成粉。豆瓣酱和泡椒做成泥。把河鳗切成厚片，加入蚝油、豆瓣泡椒泥和其他的调味品搅拌均匀，后放蒸粉，成片放入垫着卷心菜叶的小蒸笼中，蒸20分钟左右。烧热油下葱，浇在蒸鳗上即成。

【功效】补虚，祛湿。适用于骨蒸虚劳、风湿痹痛患者。

❋ 清明叶饼

【材料】清明菜500克，小麦面粉800克，适量包谷叶，白砂糖150克。

【用法】洗干净清明菜，放入容器中，加入小麦面粉、白砂糖和清水，然后和匀，制成干稀适度的菜面糊；洗干净包谷叶，包上菜面糊，对折过来，用笼蒸熟即可。

【功效】祛风除湿，调中益气，止咳化痰，常食能有效缓解风湿性关节炎。

药粥：风湿性关节炎的"粥疗方"

　　粥不仅美味营养，而且做法方法简单，可以根据患者的病情和各种食物的特性而选材，使其具有药用价值的同时，对人体产生滋补的作用。因此，风湿性关节炎患者可以在粥中加入一些防治风湿的食物，做成药粥，有效防病治病。

✿ 川乌粥

　　【材料】生川乌头3～5克，粳米30克，姜汁10滴，适量蜂蜜。

　　【用法】用器具将乌头捣碎，研成细末，煮粳米粥，待煮沸后加入乌头细末，用文火慢煎，熟后放入生姜汁和蜂蜜，搅拌均匀，再稍煮一二沸即可。温服为宜。有热性疼痛的患者或孕妇应忌服。此粥不能与贝母、半夏、瓜蒌、白及、白蔹等中药同服。

　　【功效】祛风除湿，温经止痛。适用于风寒湿痹患者，四肢麻木患者。

✿ 干姜茯苓粥

　　【材料】干姜5～6克，茯苓10～15克，红枣5枚。

　　【用法】水煎取汁，然后与100克粳米煮粥，放入适量红糖。每日1次，连服数日。

　　【功效】温中散寒，渗湿利水，健脾和胃，尤为适合风寒湿痹、受冷疼痛和在阴雨天疼痛加剧者。

❋ 木瓜羹

【材料】木瓜4个，白蜜500克。

【用法】取木瓜4个，蒸熟后去皮，研为泥状，放入500克白蜜，和匀后贮藏。每次可服10～15克，服用时用沸水冲调，空腹。每日1次，连服20日。

【功效】平肝舒筋，和胃化湿。适合肢体关节疼痛且游走不定、屈伸不利的患者。

❋ 牛膝叶粥

【材料】牛膝叶500克，米160克，盐、酱油、香油各适量。

【用法】取牛膝叶，洗净切碎后，放入锅中，加入适量的水、豆豉、米，烧开后改用文火煮成粥，按照个人口味放入盐、酱油、香油，烧开。每日1次，20日为1疗程。

【功效】补肝肾，强筋胃。适合脚膝疼痛的患者食用。

❋ 薏苡仁粥

【材料】薏苡仁50克，干姜9克，红糖25克。

【用法】先将锅加入适量水，煮烂成粥，然后加入红糖，服食。每日1次，连服1月。

【功效】健脾，补肺，清热，利湿。此粥适用于关节疼痛剧烈、畏寒肢冷的患者。

药茶：风湿性关节炎的"茶疗方"

饮茶是我们中华民族由来已久的一种优良传统。长期饮茶可以调护脾胃，安神明目，还能促进食物消化。对于风湿性关节炎的患者来说，养成饮茶的习惯，可以加速体内物质的新陈代谢，帮助食物消化。可以在茶中加入一些祛除风湿的药物，对疾病的恢复大有裨益。

具体的饮茶方法有以下几种：

❋ 双花茶

【材料】茶叶5克，金银花5克，菊花6克。

【用法】取茶叶、金银花、菊花，放在一起后用开水冲泡，每日可以饮用多次。

【功效】清头目，解热毒，对患者关节的疼痛、发热、发红有很好的缓解作用。

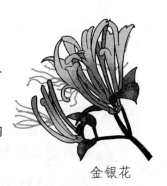

金银花

❋ 玄参麦冬茶

【材料】玄参、麦冬各8克，茶叶少许。

【用法】取玄参、麦冬与少许茶叶和匀，用开水浸泡10分钟，饮用。

【功效】养阴清热，抗癌，主要用于治疗老年性风湿性关节炎患者的口干和心烦。

❋ 芪参茶

【材料】黄芪、西洋参各5克，茶叶适量。

【用法】将黄芪和西洋参切成薄片，与茶叶和匀，放入开水冲泡10分钟，饮用。1天使用1剂，分6～8次饮用。

【功效】活血通经，去瘀止痛，利水消肿，益卫固表。可以治疗风湿性关节炎老年患者因为气阴两虚而产生的夜寐不安、多汗。

 ## 药酒：风湿性关节炎的"酒疗方"

我国中医很早就提出，蛇类泡制的药酒能够祛风除湿、通络止痛，适合风湿性关节炎患者长期服用。在秋冬两季，患者可以酌情饮用少量的药酒，预防风湿性关节炎的复发。

根据最新的研究证实，将蛇整体放入酒之后，可产生出许多生物活性物质，这种物质能够消除炎症，缓解风湿性关节炎的症状，并能有效减少复发。

1 配制蛇类药酒

配制蛇类药酒有很多方法，常用的主要有传统法、全蛇酒、活蛇酒和蛇粉酒。

❋ 传统蛇酒

【材料】蛇、白酒按照1：5的比例配制。

【用法】传统的方法是将药用蛇焙干，然后泡入白酒。如果蛇的重量为300克时，白酒为1500毫升。密封容器，浸泡3周之后，即成。通常每次饮用20毫升，每日2次。可以在饮用完酒后，添加继续浸泡。

【功效】祛风湿。

❉ 全蛇泡酒

【材料】全蛇1条，白酒2000毫升。

【用法】全蛇泡酒的做法方法和传统方法有些相似。做法是取全蛇，放入白酒中，可以根据蛇的大小对酒量进行增减。密封浸泡3个月之后，即成。

【功效】活血，祛风除湿。

❉ 蛇粉制酒

【材料】蛇肉300克。

【用法】取蛇肉，焙干之后，研成细粉状，分成等份，1份为3克，装入空胶囊里，每次服用的时候用30毫升的酒吞服，每次1粒。

【功效】祛风除湿。

② 其他药酒

还有一些药酒对风湿性关节炎患者也有很大益处。

❉ 虎骨药酒

【材料】制虎骨（狗骨代）、续断、当归、川芎、天麻、红花、五加皮、川牛膝、白茄根各50克，防风、秦艽各25克，木瓜150克，桑枝200克。

【用法】一起研成粗末，以纱布包好，浸入10升的高粱酒中，一周后，滤去药渣，澄清后，加入1千克冰糖。饮用随量。

【功效】祛风活血，壮筋骨，强膝力。适用于筋骨疼痛。

❀ 牛膝木瓜酒

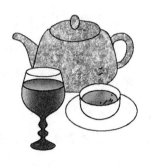

【材料】牛膝60克，桑寄生60克，木瓜120克，大曲酒500毫升。

【用法】牛膝、桑寄生和木瓜浸入的大曲酒中，一周即成。每次服10毫升，每日2次。

【功效】行气活血，缓解疼痛。

❀ 祛风除湿酒

【材料】狗骨、狗脊、杜仲、防己、云苓、萆薢、松节、秦艽、茄根各12克，续断、伸筋草各9克，独活、蚕砂各6克，木瓜、枸杞、苍耳子、豨莶草、牛膝各12克，桑枝15克。

【用法】把药物浸入到2500毫升的粮食酒中，5日即成。每次20毫升，每日1次。

【功效】祛风除湿。

 专家小贴士

现在市面上出售的蛇粉、三蛇酒和蕲蛇酒，风湿性关节炎患者均可以购买。也可以自行配制蛇类药酒。自己配制蛇类药酒的同时，可以放入一些活血祛风通络的药物，如防风、当归、红花、木瓜、鸡血藤、威灵仙、豨莶草等。

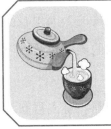

第三节

运动：小动作有大疗效

 因人而异，让环境为我所用

风湿性关节炎患者进行功能锻炼的效果与许多因素都有关，包括患者锻炼的时间、心态、环境等，其中，环境选择与锻炼的效果有直接的影响，不同的患者可以选择不同的环境，必须做到因人而异。

1 床铺

对于年龄大、身体情况差、病情严重的患者而言，外出进行活动比较困难，在室内活动也离不开家人的帮助，因此更适合在床铺上进行功能性锻炼。在床上可以简单锻炼四肢功能，做一些小范围的关节屈伸和旋转运动。活动量可以从少到多，逐渐增加。

2 室内

对于能够下床进行活动，但行走不方便或是不能外出的患者，可以选择在室内进行功能性锻炼。可以在室内选择适合运动的空旷的地方或是在阳台上，做做关节体操，打打太极拳和五禽戏等。

3 室外

能够走远距离的患者，如果条件允许，可以到室外的林荫道上和草坪上进行练习。最好是在空气污染较少，有绿色植物的公园里找到一处空地，在锻炼的同时呼吸新鲜的空气，欣赏周围的美丽风景，不仅能让心情更加愉快，忘记病痛所带来的苦恼。

由于个人的习惯不同，选择锻炼的时间也不尽相同。有人喜欢清晨外出锻炼，甚至在天还没亮就出门进行室外活动，也有的人习惯在睡觉之前进行活动。对风湿性关节炎患者来说，锻炼要密切关注天气状况、温度，所以不要拘泥于固定时间，要灵活对待。在天气寒冷的冬季，如果太早就外出，很容易受到风寒，对病情更加不利。如果在锻炼过程中发现病人没有食欲、体重减轻、失眠或脉搏加快等，应该适当减少运动量，如果必要时一定要找医生进行检查。

肩关节：6种方式让双肩"美而舒"

风湿性关节炎患者在锻炼肩关节功能时，要考虑到关节活动的范围。可以通过下面几种方式锻炼肩关节：

1 手指爬墙

这个动作是通过手指锻炼肩关节。患者面向着墙，将肘部伸直，手指在墙壁上爬行，尽量保持上体正直，让手达到所能触及的高度，同样的动作做10次，患者在每次都要争取手指会爬得更高一些。身体慢慢侧转，直到侧面对着墙壁。每次练习大约需要10分钟的时间，每日可以练习2～3次。

❷ 模拟钟摆

患者一个手拿着重物，弯下腰，将另一只手扶住外物作支撑，膝微屈，让拿有重物的手臂自然下垂，像钟摆一样前后左右摆动，左、右各摆1分钟后，然后向前、后摆，各做1分钟。顺时针划圈和逆时针划圈各1分钟。在进行时，摆动的范围和圆圈的大小可以逐渐变大。

❸ 握棒

患者可以自制一个长1.2米、直径为3～4厘米的棍棒，或是用拐杖进行锻炼。先站立，用两手握棒，放在体前，用健侧上肢带动患侧肩关节，使之得以外展。

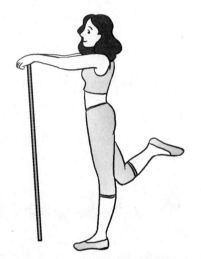

❹ 拉毛巾

拉毛巾主要是上下拉动。将患侧手臂放在身体后，抓住毛巾的一端，健侧手臂置于肩上，抓住毛巾的另一端。通过拉动毛巾帮助患侧肩关节进行活动。

❺ 举重物

① 患者可以站立的姿势，保持上体正直，两臂自然下垂，手持重物或哑铃。两臂放在前面，水平举，稍停一会儿，再慢慢放下。反复进行数次。这个动作不仅可以锻炼肩部，还能锻炼患者的肘部。

② 患者可以仰卧在床上，两手拿着重物或哑铃，手臂向上伸直，停置一会儿后，两臂缓缓放下，稍停后，再重复之前的动作。可以反复进行。

③ 患者俯卧，让两臂向下，手拿着重物或哑铃，举起重物后，坚

持一会儿再缓缓放下。可以反复进行动作，逐渐加大重物的重量。

6 徒手操

徒手操顾名思义，是不借助外物的锻炼操。做时上身直立，两脚分开，距离与肩同宽。

① 上举两臂，交叉，然后曲肘，手掌心放在同侧颈上，尽量能放在对侧的背和肩胛位置上。

② 两臂交叉，向内屈肘，用手掌背部缓缓触摸对侧背和肩胛部。

③ 两臂放在背后，用健侧手握住患侧的手腕，从腰骶处开始，沿脊柱向上推移，尽量至最高点，然后稍停片刻，恢复起始的姿势，这是1次。这个动作时至少要做10次。

肘关节：功能锻炼"双管齐下"

对于肘关节的功能锻炼，可以采取现代医疗方式和传统方式。在医疗上，对于肘关节的功能锻炼多用举重物或哑铃进行练习，由轻到重，逐步加码。

1 医疗方法

方法一

患者站立，肘部屈伸，两手放在头后，然后持重物或哑铃，让肘关节因负重而伸直，停留一段时间，缓缓放下。可以进行数次。

方法二

身体呈仰卧，两臂放在体侧，屈肘至90°，手拿重物或哑铃，使两掌心保持相对，举起重物，停留一段时间，缓缓放下。可以进行数次。

方法三

身体呈俯卧，两臂伸展开，前臂都放在床边，下垂，手持重物或哑铃，负重伸肘，停留一段时间，缓缓放下。反复进行。

2 传统健身

我国有许多传统的健身法都可用于肘关节的功能锻炼。下面主要介绍三种方法。

1．呼吸按掌

站立，两脚分开，距离与肩同宽，呼气的同时用两手掌暗暗往下按，下肢不动，而且膝盖不要弯曲，全身随之慢慢发动，在吸气的时候让肌肉保持着紧张的状态；再次呼气时，两掌的力道加重，尽量将手指翘起。

2．呼吸撑掌

站立，两脚分开，距离与肩同宽，两臂侧平举，手腕尽量向上翘，掌心向外侧伸展，十指的指尖用力弯向头部，如同是在推动物体。呼气时，两掌同时暗暗使劲向外撑开，全身的肌肉也跟着慢慢变得紧张；每次撑掌时都加重力道，越撑关节活动得越开。

3．上撑下垂呼吸

左腿向左侧迈开，成弓步，右腿伸直，整个身体保持自然挺直的状态，左手向上举，掌心朝上；右手在身体的右侧，下垂，伸直手掌，手指向下，掌心向着大腿。呼吸时，左手用劲向上撑起，右手向下，似乎是在紧紧地将两手拉长，全身随所动作而紧张。反复做几次之后，放松身体。右侧的做法和左侧一样。

髋关节：功能锻炼必知医疗体操

　　风湿性关节炎患者经常做对髋关节有益的医疗体操，不仅可以活动髋关节，并且可以帮助其恢复正常功能。

　　① 跨坐姿势，让上体尽量向前压，在5秒钟后放松。

　　② 正常站立，或双脚交叉站立，身体向前屈，尽量用手去够自己的足尖，膝关节保持不动。

　　③ 仰卧，臀部冲向墙壁，两腿贴在墙壁上，向上伸直。两腿交叉，进而屈髋，使腿向上体靠近，借助重力牵拉大腿的后腿肌，停留几秒钟，然后将腿放回靠墙的位置，如此反复练习。

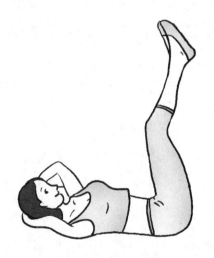

　　④ 仰卧，令臀部与床沿对齐，屈膝和髋，双手抱住膝盖。一腿呈屈曲状，另一腿则伸膝伸髋，借助重力尽量后伸展，稍停后，还原姿势。左、右两侧反复交替进行。

　　⑤ 盘坐在地上或床上，两足相对，两手握住踝部或是扶膝，足部尽量向臀部靠近，膝盖靠近地面或床上。反复进行数次。

⑥ 仰卧，双手抱住一条腿，另一条腿则屈膝屈髋，髋关节尽量向内收，稍微停顿一会儿后，身体还原。两侧可以交替反复进行。

⑦ 站立，两手扶住床，头和双足保持不动，尽力侧移髋关节，拉动大腿外侧的肌肉，稍停一会儿，还原。

⑧ 半卧，用两肘支撑自己的身体，伸直或屈曲左侧的下肢，用足蹬床面，重量都放在右下肢足部，做直抬腿，保持膝关节不曲，尽力伸踝关节，足跟距离床面20～30厘米。

⑨ 半卧，用两肘支撑，两腿伸直，在双踝的关节处套一个橡皮绳圈，一腿压向床，另一腿直抬，5～10秒后，恢复姿势。可以反复进行，左右两腿交替。

⑩ 俯卧，两踝关节套橡皮绳圈，一腿用力向下压，另一腿尽力向后伸，坚持5～10秒后放下。可以反复进行，左右两腿交替。

⑪ 取坐位，两腿伸直，两踝关节套橡皮绳圈，一腿在原位保持不动，另一腿尽力向外展，5～10秒后还原姿势。可以左右反复交替进行。

膝关节：医疗保健、传统健身一个不能少

为了使膝关节恢复正常的活动，风湿性关节炎患者可以采用膝关节功能锻炼的方法。可选择做医疗体操，又可采用传统的健身法。

1 常用医疗保健法

① 俯卧，把健侧足放置在患侧足上，然后施加压力，帮助患侧的膝关节完成屈曲。

② 跪立，将身体重心下压，借助重力来增强膝关节的屈曲。

③ 俯卧，把毛巾绕过患肢踝关节处，两手握住毛巾的两端，然后拉，帮助患膝屈曲。

④ 坐位，让小腿自然下垂，用足部的负重伸膝。可令膝关节保持伸直位不动，也可做膝关节的屈伸活动。动静皆可。

⑤ 坐位，小腿自然下垂，两踝套一个橡皮圈，一只脚蹬在椅子上，保持不动的状态，另一只脚尽力屈膝，保持5～10秒钟后，放松。可以左右反复交替进行。

❷ 传统健身法

1. 左右下伏法

站立，两腿分开，比肩略宽，两手叉腰，撑开两肘，挺直身体，眼睛朝前方看。左腿屈膝下弯，右腿伸直不动，然后还原；再用右腿屈膝下弯，左腿伸直不动，然后还原。做左右屈膝动作的时候吸气，还原的时候呼气。

2. 白鹤转膝法

身体立正，两膝呈微屈，身体略微向前倾。先用两手按摩膝部，然后按于膝上，目视前方。两膝按照顺、逆时针方向做回旋运动。每次呼吸膝部都回旋1周，幅度可由小变大。

3. 屈膝蹲

两脚分开，距离与肩宽相同，用两手抱住肘。两腿屈膝下蹲，同时吸气，臀部尽可能下触足跟；放开两手，成掌，伸直两臂，平举；然后立起两腿，呼气。

4. 四面踢

这个动作主要是向四面做踢的动作。站好后，两手放在腰部，食指等四指放在身体前，拇指放在身体后。分别做前踢、后踢、向里横踢、向外横踢的动作。后踢时脚跟争取到臀，其他方向踢平即可。

"以动防残"的方法和技巧

进行功能锻炼是风湿性关节炎患者健体强身和促进疾病康复的一个基本措施，它会令患者更加愉快。风湿性关节炎患者要坚持功能锻炼的秘诀除了在于恒心和信心之外，还要有一些方法和技巧，只有掌握了这些，才能真正做到"以动防残"。

1 目标和计划要合理

对于风湿性关节炎的患者来说，要根据身体情况切实地制订合理的锻炼目标和计划，不要目标制定得太高，幻想通过锻炼一步登天，而是可以根据自己的努力逐步实现的。督促自己能够按时完成。

2 做好准备工作

患者要做好功能锻炼之前的准备工作。比如对某一关节进行热敷，增加其活动范围，或是通过一些活动如慢跑等提高神经系统的兴奋性，使之更具协调性，调整全身各器官的功能状态，为正式锻炼做好铺垫。在做准备工作的时候，让自己的心情尽量保持放松和舒畅，抛开一切烦恼和压力。

3 运动项目和时间要合适

对于运动的时间及方式，要以合适为宜，让自己对锻炼越来越有兴趣，计划也能如期完成。

4 要坚持不懈

俗话说："万事开头难。"在进行功能锻炼的第一个月，患者会面临许多意想不到的困难。如果不能用刻苦认真的态度进行下去，顺利完成目标的希望非常渺茫。只要能下定决心坚持，久而久之，锻炼自然会成为一种习惯，进行起来会更加轻松了。

5 有动力

要让患者的锻炼更有动力，可以确立一个目标，自己随时检查，家人或朋友也帮助患者进行审查，并能多给予相应的支持和鼓励，这样有利于实现目标。

 专家小贴士

在锻炼时，要注意肩、肘、髋和膝关节都有正常的活动范围，超过了这些范围的活动会使关节受到损伤。肩关节正常的活动幅度：臂上举>180°；外展>90°；内收为20°~45°；前屈70°~90°；后伸45°~50°；内旋45°~70°；外旋30°~60°。肘关节能达到的活动范围：屈曲>135°；旋前70°~90°；旋后84°~90°；过伸10°~20°。髋关节的活动范围：屈曲145°；过伸15°~30°；内收20°~30°；外展30°~45°；内旋30°；外旋60°。膝关节的正常活动范围是：屈曲120°~150°；过伸5°~10°。

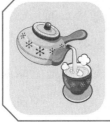

第四节　理疗：
物理疗法有助驱除风湿病患

热水浴：缓解症状、消炎止痛

洗热水浴对风湿性关节炎患者极有好处，因为它能够令血管扩张，使局部血液加速循环。热水浴时，皮肤内的血管先收缩，然后舒张，血管会变得更有弹性。局部血液循环明显改善，可以快速清除炎性物质，改变患处的不良环境，从而起到缓解症状、消炎止痛的作用。所以，风湿性关节炎的患者在平时要多洗热水澡。

可是，由于患者的洗浴方法不够正确，忽略了一些问题，对病情没有帮助，或是可能出现使病症更加糟糕的情况也是存在的。比较正确的方法是在浴池或浴盆内注入热水，依照患者的耐受力和病情选择合适的水温，通常温度是在40～50℃。

患者脱去衣服后，可以在热水中沐浴半个小时的时间，也可以每沐浴8～10分钟，出来休息几分钟，再回到热水中沐浴。沐浴完毕后，用毛巾在温暖干爽的室内将身体擦干，或者自然晾干，等到身上没有汗水和洗澡水时再穿上衣服。如果只是关节进行温水浴，可以让患病的关节或整个肢体在温水中浸泡，时间不要超过半个小时，每日1次。

在准备进入热水之前，不妨先检查一下水温，不要马上进入到水中，避免被热水烫伤，也不要过低，影响疗效。

风湿性关节炎的患者还可以在洗澡水中加入一些抗风湿的药物，进行药浴。药浴自古以来就很受医学界的重视，这种方法既简单可行，又能够改善关节疼痛的状况。调制好药水之后，加热到适宜的温度，然后倒入浴盆，患者用药液沐浴一段时间，用温清水冲洗干净，用毛巾擦干身体或部位即可。患病部位可以浸泡得久一些，用浴巾热敷也对关节有好处。

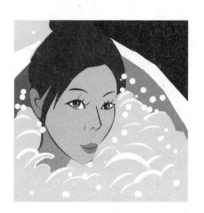

沐浴虽好，也有需要注意的问题。病人如果是采用药浴，一定要针对病情选药，不要使用会对皮肤产生刺激和腐蚀的药物。老年人和病情比较严重的患者，沐浴的时候需要有人在旁边进行护理，避免发生意外。浴室应该注意通风，洗澡不要洗得太久，如果病人缺氧可能会昏倒。不要刚吃完饭就进行热水浴，因为热水会使周围肢体血管扩张，减少了流入胃肠的血液，食物的消化和吸收均会受到影响。所以，最好在吃完饭后的一个小时再洗热水浴。

还要注意的是，患者在沐浴之前不要进行过多的运动或功能锻炼，尤其是老年患者，活动后再沐浴，突发心脑血管的风险会变得很高。

 ## 热疗法：缓解关节肿胀简单可行

除了热水浴之外，热敷和热灯也是比较常见的治疗方法，它们的作用是可以祛邪驱寒，让患者感觉减少痛楚，更加舒适。

热敷可以有效缓解关节的肿胀疼痛，而且方法简单可行。先将厚毛巾、毛毯等浸在大约为45℃的热水中，然后将其拧干，包裹在需要治疗的部位上，为了防止热量快速消失，可以在周围加几个热水袋，再放上厚毛巾或干毛毯，然后用蜡纸或塑料薄膜包好，这样可以减少调换敷料的次数。每日所做的次数不限，每次在30~40分钟。有条件的患者可以放入一些中草药，疗效会更好。

热灯也是一种常见的热疗方式，即使是普通家庭也可以应用这种方式治疗风湿性关节炎，操作时需要准备一个250瓦的灯头和反光灯罩，将灯垂直照射在患处，距离通常是45厘米，能量的吸收会随着距离和高度的改变而改变。不过，这种疗法的致命缺点是灯的照射范围比较小，作用的只有一个"热点"。不过，对于长期卧床的病人而言，这种方法好处很多，安全可靠，而且随时都可以进行。

 ## 电疗法：松弛人体肌肉、止痛

风湿性关节炎的患者还可以使用电疗仪器进行治疗。电疗作用的原理是用高频率的电流或声波作用于人体组织，产生的热量大多集中在深层组织，从而发挥治疗效用。电疗不会使皮肤发生灼伤或是变色，而且热能效率很高，可以松弛人体的肌肉和止痛。

但是，有些风湿性关节炎的患者担心做电疗需要大型的、比较复杂的设备，只能在医院里施行。实际上，随着科技的不断发展，一些电疗设备越来越贴近大众的生活，走入寻常百姓家，它们操作简单，而且物美价廉，风湿性关节炎患者可以购买家用中频治疗仪，配合药敷疗法进行治疗，能够有效消炎、消肿和镇痛。

要注意的是，电疗不适合身体内有金属物体的人，金属会导电，使热量聚集在周围，会伤害到周围的组织。如果患者有金属的人工关节等，千万不能采用电疗的方法。

沙浴：促血液循环，加快新陈代谢

提起"沙浴"，许多人都一头雾水，不知所以。其实，沙浴是一种自然的保健方法，将裸露的身体放在适宜的沙土中，借助沙土的理化特性达到促进机体的血液循环、加快人体的新陈代谢、增强体质、防治疾病的效果。沙浴治疗非常适合风湿性关节炎的患者。

按照环境，沙浴有自然沙浴和人工沙浴之分。自然沙浴是在海边或是有绿化带的沙漠地带进行。浴前需要让身体同空气或日光接触几分钟。它的好处是可以就地取材。人工沙浴是与自然沙浴相对，在室内特定的容器中进行，沙子已经进行人工筛选与处理。它的好处是适合不能到海边或是绿化带的病人。

按照部位通常可以将沙浴治疗分成两类：

1 全身沙浴法

在沙滩上挖一个与自己体形相仿，约30厘米深的长方形沙坑，挖好后让太阳照射15分钟，而后卧于其中，盖上沙土。第一次可以为20分钟，每次递加5分钟，最久为1小时。1日1次即可。

2 局部沙浴法

局部沙浴是将身体的某些部位放入热沙中进行治疗。患者可以将手足、腰部或下肢放入沙中。

（1）坐位沙浴

去除衣物的患者坐在温热的沙上，在腰以下部位覆盖上热沙，厚度以20厘米为宜，时间为半个小时，每日进行1次。

（2）腰部沙浴

风湿性关节炎患者可以先在床上铺好棉被，再放上一层可以隔离沙和棉被的布，在中间的位置放上约55℃的热沙，厚度大约为20厘米。然后，患者腰部放在热沙上，然后用棉被、布包裹自己的身体，每次进行的时间为40分钟，每日1次。

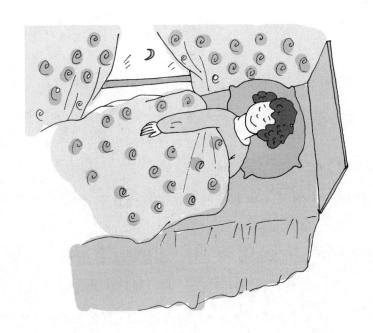

（3）四肢沙浴

将60℃左右的热沙放在容器中，厚度要能够埋没患处。患者将手或足放入热沙中，时间在半个小时左右，每日1次。

尽管沙浴对风湿性关节炎的治疗很有帮助，患者在进行沙浴时一定要注意：对于高龄或小儿风湿性关节炎患者而言，沙浴温度不要太高，不超过40℃为宜，而且尽量缩短时间，以免引起不适。在空腹或饱餐后不宜进行沙浴，饭后1小时是最合适的时间。如果风湿性关节炎患者有心力衰竭、高血压、甲亢或是结核，均不宜采用沙浴的治疗方式。如果患者在沙浴过程中出现了心慌、恶心、眩晕等症状，要马上中止治疗。

石蜡疗法：防止关节功能障碍

石蜡可以温热、消炎、滋润、止痛，对风湿性关节炎有很好的治疗作用。

与沙浴相比，石蜡的热量会保持更久，使局部皮肤的毛细血管产生扩张，而且，石蜡疗法的优势还在于其热透入可达皮下的较深处，加速局部或全身汗腺的分泌，热透入还有利于血肿的吸收，消水肿，促进新陈代谢。

石蜡所含的油脂可以让皮肤变得柔软而且富有弹性，所以因皮肤挛缩而引起的关节功能障碍非常适合采用这种疗法。

安全可靠而且简便易行的石蜡疗法，在风湿性关节炎病人掌握后，完全可以自己在家中进行。需要注意的问题是：选择的石蜡要质量佳。优质石蜡外表洁白，韧性好，没有杂质和颗粒，熔点在50～60℃，黏稠度适宜，含油量小于0.9%，酸碱度为中性。在加热熔化石蜡的时候，为不影响石蜡的黏滞性和可塑性，不要直接进行加热，要隔水间接进行加热，到60～65℃石蜡即可熔化。每次进行的时间为半个小时左右，可以连续进行，也可以隔日做，1个疗程为

15～20次。

常用于风湿病的蜡疗方法有：

方法一

加热石蜡，待熔解后，倒入厚度为1.5～2厘米的盘子上。等石蜡凝固之后取出，将其贴敷在治疗的部位上，用毛巾等包裹部位保温治疗。

方法二

四肢末端有风湿性关节炎的患者比较适合这种方法。加热石蜡，到60℃左右的时候，蜡液会熔解，这时将手或足浸入，然后快速拿出。冷却的蜡液会在皮肤表面凝成一层薄薄的蜡膜，再次浸入蜡液。进行多次，直到蜡膜变成0.5～1厘米厚的蜡壳，再剥去蜡壳的手或足浸入蜡液中进行治疗。

方法三

加热石蜡，至其熔解时，用刷子浸蘸好蜡液，反复涂刷治疗部位，待冷却后继续反复涂刷，至蜡有1厘米左右的厚度为止，再用毛巾等保温治疗。

专家小贴士

在风湿性关节炎病患者中，有一半以上的患者可能会面临三种心脏病变，分别是心肌炎、心包炎及心内膜炎，最为严重的是心肌炎的病变。

①心肌炎：心肌炎的常见表现包括心动过速、心律失常、心脏扩大、心脏杂音与心力衰竭等。

②心包炎：心包炎常常与心肌炎如影随形，它是一种纤维素或浆液纤维素性的炎症，产生的积液量通常并不是很多，当积液量较多时可能会出现心包填塞征。病人自己会感觉到心前区有疼痛感，而在听诊时，心包常有摩擦音。

③心内膜炎：心内膜炎最早出现的是二尖瓣或主动脉瓣的关闭不全，随着炎症消失和局部发生机化，可发生相应的瓣膜狭窄。

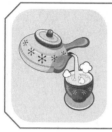

第五节　经络：

不吃药就能保健康的绿色疗法

 按摩：悄无声息减轻关节痛苦

对于风湿性关节炎的患者来说，可以用按摩治疗来减轻肩关节、肘关节、髋关节和膝关节的痛苦和不便。

1 肩关节保健按摩

通常风湿性关节炎极易发生在肩关节附近，使肩关节周围有疼痛感，功能活动也受到限制。

有效穴位：治疗肩部疼痛比较常用的穴位有肩髃、肩髎、肩贞、肩内陵、肩井、臂臑和臑俞。还可以配合天宗、缺盆、曲池、合谷等穴位。

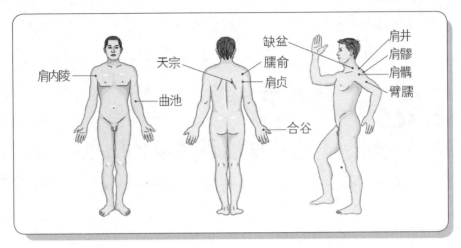

按摩方法：第一步，放松肩部。让肩部尽可能增大活动范围。可以手掌轻轻拍打疼痛的部位及周围，或是握成空拳轻轻捶击。

第二步，找到相关穴位进行按摩。如果疼痛不是十分剧烈，选穴的重点可以放在疼痛部位；如果有剧烈疼痛，选穴要避开疼痛的部位，等到疼痛缓解的时候，再按摩疼痛部位。

如果是肩上、肩后或肩胛部产生疼痛，多按揉天宗、肩贞等穴；而肩前部的疼痛，多按揉肩髃、肩内陵等穴。按摩时，力量应该由轻到重，再由重到轻，用力要注意均匀柔和。可重复多次进行，直到症状有所缓解。

按摩功效：缓解肩部的疼痛。

2 肘关节保健按摩

有效穴位：通常可以选用曲池、肘髎、手三里、天井等穴位。

按摩方法：按摩之前，患者可以先从肘关节向腕关节方向开始做挤压或揉捏的动作，或用手掌、空拳进行轻轻

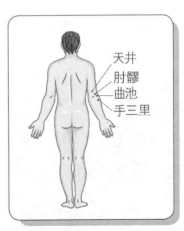

拍打、叩击。然后用手指点按曲池、肘髎和手三里等穴位，逐渐加强力量，并在相关穴位用拇指进行弹拨或是揉压。弹拨不要用力过度，动作要柔和舒缓。患者减轻痛苦后可以用擦法放松肘部和前臂，亦可用拍打的方式。

按摩功效：帮助风湿性关节炎患者进行肘关节的保健按摩。

3 髋关节保健按摩

有效穴位：当髋关节的周围产生风湿性病变时，通常可选取髀关、环跳、居髎、秩边、承扶、风市、阳陵泉等穴位。

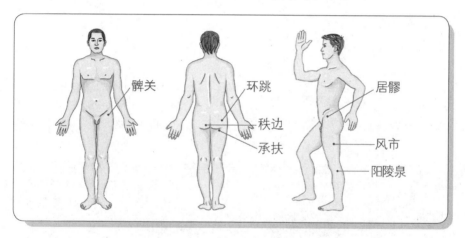

按摩方法：患者要尽量使疼痛不适的地方放松。然后用掌根或大鱼际按、揉髋及臀部，由轻到重逐渐增加力量，重复多次后即可减轻症状。如果出现肌肉紧张挛缩的情况，可以用大拇指在筋上横向地、柔和地拨动，同时掐按环跳、居髎、秩边、承扶等穴，掐按的同时在穴位处进行回旋揉动。最后，用手掌大范围地摩擦和拍打臀部。

按摩功效：有利于髋部屈伸，减少不适和疼痛。

4 膝关节保健按摩

有效穴位：在膝关节周围可以选用膝眼、梁丘、血海、委中、阳陵泉、阴陵泉、足三里等穴。

按摩方法：首先，放松患者的大腿、膝部和小腿。然后，用力揉按血海和梁丘；屈膝后，用拇指相对挤压、揉按患者的膝眼；再揉按阳陵泉、阴陵泉和足三里。动作要柔和舒缓，逐渐增加力道，多次重复动作。

按摩功效：有助于膝关节的活动。

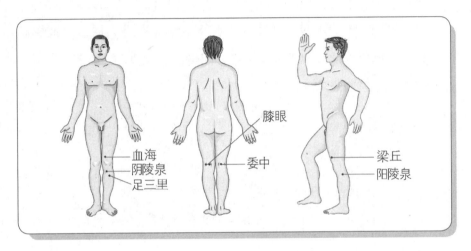

 ## 拔罐：通则不痛，方法因人而异

中医经络学认为："通则不痛，痛则不通。"当风、寒、湿邪停滞在人体的关节和肌肉，会阻碍气机的正常运行，风湿性关节炎由此而生。而拔罐恰恰有温通经络、祛除湿寒、行气活血和消肿止痛的作用。对风湿性关节炎患者而言，拔罐能疏导关节周围的风、寒、湿邪气从体表向外泄，从而减轻相关症状，促进机体恢复健康。

1 火罐法

对腰下部位和上肢部的关节炎可以选取拔罐的穴位有大椎、风门、身柱、心俞和膈俞穴，在腰下部和下肢部关节炎可以选取拔罐的穴位有脾俞、三焦俞和大肠俞。

先在主要穴处拔4～6罐，火罐的大小以适宜为度，然后按照不同患病的部位选用不同的穴位，在每个部位拔4～8罐。15～20分钟后拔掉火罐。每日1次或隔日进行，1个疗程需要两周的时间，疗程之间需要间隔5～6天。

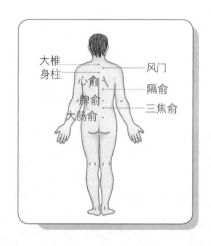

② 刺络拔罐法

选取病变关节附近的穴位，先用酒精对皮肤和器具进行消毒，用器具叩刺，再进行拔罐，这样做的目的是皮肉在拔后会发生红晕或有少量出血的情况。10～15分钟之后拔掉火罐。此方法不可每日使用，在2～4天进行1次，5次为一个疗程。刺络拔罐法尤其适合急性风湿性关节炎的患者。

③ 针罐法

主要穴位为大椎，只需拔罐，不用针刺。如果患者的上肢有游走性的疼痛可以配肩贞、肩髃和肩髎三个穴位；在躯干处有疼痛的患者可以与命门和肾俞（双）相配；在下肢者需要配合委中和承山。针刺配穴得气后，需要采用闪火法，把针扣留在火罐里，15～20分钟后拔出针和火罐。每周可进行3次，10次为1个疗程。

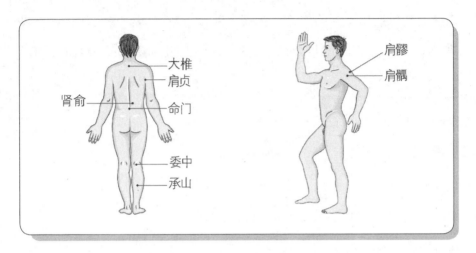

4 药罐法

在疼痛处取穴。拔罐时选用直径为4～10厘米的竹管，放入已经调好的药汁中煮沸。药汁可取用防风、川乌、红花、牛膝、桂枝、草乌、荆芥、独活、羌活、寄生、艾叶、川椒和透骨草各100克，煮沸10～15分钟后即成。如果是病情较重的患者，可采用密排法。15～20分钟后拔罐，每日1次或隔日进行。

拔罐期间，如果病人觉得身体有牵拉、发胀的感觉，或是感觉发热、发紧、冒凉气等，都是正常的现象。有些拔罐方式，治疗的部位可能会出少量血，也是正常的。如果治疗的部位呈现出紫红或潮红色，过几天后就会自行消退，不需要特殊处理。但是，如果患者在拔罐后感觉皮肤异常发紧而疼痛，伴随烧灼感，要拿掉火罐，以免皮肤被烫伤，或是出现其他情况酌情处理。如果罐内在针刺后有大量出血的情况，马上起罐，并用消毒棉球按压在出血点。

　　不过，并不是每个风湿性关节炎患者都适合采用拔罐治疗的方法。患有中度或重度心脏病和心力衰竭的患者，最好不要使用拔罐法进行治疗。如果患者有血友病、紫癜病或咯血，以及白血病等血倾向的疾病，也不能进行拔罐。当患者全身高度水肿的时候，会造成不能对准穴位，因此最好不要进行拔罐。

艾灸：对症施灸，灸到病除

　　有关研究已经表明，针灸可以镇痛、修复组织、消炎、消肿、促进疾病恢复，对于风湿性关节炎所引发的腰腿痛，有明显的治疗效果。但是家属和病人通常不可能自己进行针灸，这时，可以用艾灸法来代替针灸，艾灸治疗比较安全，而且很少会产生副作用和不良的现象。

1 取穴

　　为风湿性关节炎的患者进行艾灸时，主要的治疗穴位可取大椎、阿是、阴陵泉和足三里，配穴1～3个，需要根据患者具体的病情进行选择。

　　通常，急性期可以配合灸至阳、灵台和督脉上的压痛点；如果是血沉速度比较快的患者可以配合膈俞和阳陵泉；抗"O"增高的患者可以配合身柱、命门、风门和胃俞段。在施灸时，通常是按照从上到下的顺序，先灸头部，后灸四肢；从后背，再到前腹。腰、背和腹部可以多次施灸；胸部和四肢施灸应少一些；最少的是头颈部。艾灸不要直接在患者的头部、面部、心脏区、大血管等特殊区域进行，避免烧伤。

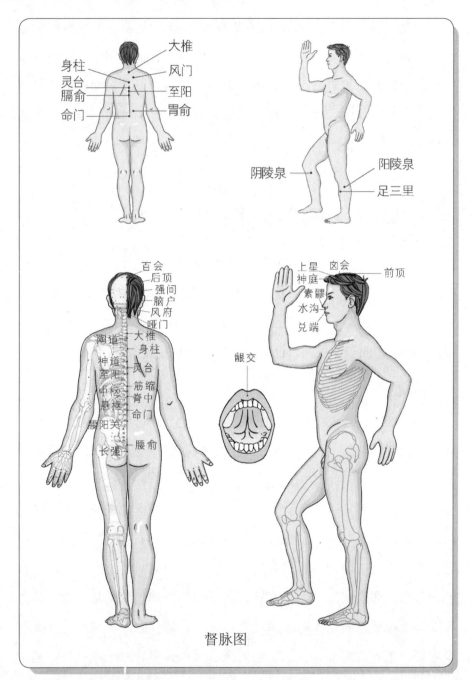

督脉图

2 艾灸主要方法

风湿性关节炎患者可采用的艾灸法有四种：

1. 温和灸

点燃艾条后，用拇指、食指和中指拿住，对准施灸部位，放置的距离为1～2寸。开始时可以距离皮肤近一些，按照患者的感受适当调整高度，调好后固定位置。通常，在每穴灸10～30分钟，每日1次或隔日1次，1疗程10次。

2. 隔姜灸

将新鲜的生姜切成厚度为0.3厘米的姜片，用粗针在中心处刺几个孔，放在穴位上，然后放置枣核大小的艾炷施灸。如果有灼烧感，可以用筷子或镊子把姜片提举，与皮肤稍微有些距离，待灼热感缓解后再重新放下，直到局部皮肤呈现出潮红。每穴7～9壮，每日1次或隔日1次，1疗程10次。

3. 无瘢痕灸

这种方法需要在施灸穴位的皮肤上涂上少许的液状石蜡，然后将如麦粒大的艾炷直接放在穴位上固定住，点燃艾炷，直到患者有灼热感时，将艾炷挟去，更换新炷，直到局部皮肤发生红晕为止。每穴3～5壮，每日可灸1～2次，1疗程有10次。

4. 瘢痕灸

在施灸前先安置好患者的体位，正确点穴，并做上记号，为了增加刺激作用和黏附作用，在穴位上涂抹一些大蒜液或是凡士林。用细艾绒做成艾炷，大小如黄豆粒般，放置在穴位上，从艾炷顶尖处点燃，待燃至底部后，可用镊子捏起或压熄，再另换艾炷。灸至预定壮数后，用消毒纱布盖好，胶布固定，以防感染。通常在灸后，局部会起水泡，在3～5天后会开始化脓，因此这种方法一个月只能进行一次，在灸疮结痂脱落后进行下一次，1疗程为3次。

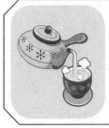

第六节 药疗：

风湿性关节炎患者必知常用药

常用的抗风湿病药物

常用的治疗风湿药物可以分为两种，分别是抗炎止痛药和细胞毒药物。

1 抗炎止痛药

抗炎止痛药主要是指非甾体抗炎药，多在发病时和病情加重时服用，这是因为非甾体抗炎药可以在短时间内解除患病者的疼痛，故而受到患者的欢迎。但这类药物对疾病的病程不会有任何改变。临床上常用的有布洛芬、吲哚美辛、阿司匹林、双氯酚酸、尼美舒利、扶他林（双氯芬酸）、瑞力芬等。

2 细胞毒药物

细胞毒药物主要是通过不同途径而产生免疫的抑制作用，它们能够改善风湿性疾病的愈后，但有许多不良反应，而且不良反应大多比较严重。常用的细胞毒药物有甲氨蝶呤、环磷酰胺和雷公藤等。

此外，风湿性关节炎患者可以选择的药物还有：

1 抗风湿止痛膏

这种药膏的特点是使用后能温经通络，止痛活血。适用于因风湿性关节炎引起的关节疼、肌肉疼痛。

用法：外用，贴患处，每8小时1片，最好隔天1片，避免皮肤过敏。

2 通络止痛胶囊

通络止痛胶囊治疗风湿疾病的良药，对于风湿性关节炎和其引发的关节热痛红肿、活动受限、关节僵硬、屈伸不利、萎缩、变形等症状有显著疗效，服用的同时还可以有效预防和控制因为风湿病而引起的各类并发症。

用法：每天3次，每次3～5粒。

3 消肿止痛液

饮用消肿止痛液可以益气健脾、消肿。适用于关节疼痛、活动后加重、乏力少气等症状，并且可以有效调节自身免疫性疾病。

用法：外敷，将药液倒在纱布敷料上，浸透为止，把敷料敷在患处，保持敷料湿润，每次敷30分钟，直至痊愈。每天早、午、晚各1次。

用药提示：老年患者用药注意事项

老年患者在服药时，一定要知道需要注意的问题，以免让服药给自己身体带来负面影响。

1 不滥用药物

一些患有风湿性关节炎的老年人由于疼痛难忍，常常依赖药物止痛。尤其是慢性病的老人，需要长时间地服用药物，因此经常会希望找到一些"灵丹妙药"，减轻痛楚，令疾病痊愈。但是对于患慢性病的老人而言，尽量少用药物是明智的选择，尤其是不要在不明病因的情况下就随意滥用药物，以免有不良反应或延误了疾病的治疗。

② 忌用药种类过多

由于老年患者比较特殊，在患病时可能会并发其他病症，有的老人为了能治好病，一起服用各种各样的药，这样急功近利的做法反而对身体有害，得不偿失。最好的方法是根据病情用药，病有轻重缓急，用药更要合理。先服用治疗急重病症的药物，在病情有所控制后，可以适当兼顾到其他方面的药物。不要出现一股脑儿吃药来治好所有病的心理。

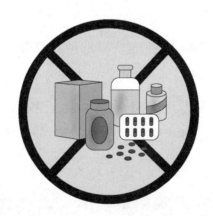

③ 服药时间不要过长

有些药物服用过久，会损害肝肾功能，而老年人的肝肾功能本身就会因为年龄而有所减退，对药物和代谢产物的过滤作用会减少。因此，老人长时间用药后，会导致一些不良反应并引起自己难以觉察的副作用。

4 一定要按医嘱用药

一些老年人患者喜欢自作主张，他们认为自己已经"久病成医"，于是常常忽视医生和诊断的作用，认为自己只要吃了药，见到效果就可以，没有充分考虑别的影响，自己随便选择药物或加大剂量，殊不知，有些药并不是没有效，不好使，而是不对症，体质较差或患多种慢性病的老人一定要按照医嘱用药。

 专家小贴士

吃药要见到效果，首要条件是对症用药。对于风湿性关节炎病人而言，如果服药的方法正确，而且适宜自己的病情，既可以让药效正常发挥，又可促进病人及早康复，减少痛苦，避免病情反复发作，所以，服药方法对治疗非常重要。在服用药物治疗时，通常不主张联合使用药物，因为代谢途径不同可能会相互发生作用，影响药效，因此要单独使用。

患有风湿性关节炎的病人服用的大多是祛风除湿、养血活血的药物，这些药需要持续服用一段时间后，效果才会逐渐浮现出来。如果是服用中药，可以在饭后2小时进行。这时，食物已经离开了胃部，不会因为中药和食物混在一起令胃中不适，而且中药单独在胃中，吸收效果会更佳。

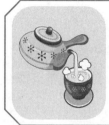

第七节

保健：风湿性关节炎防治细节

平时注意防范风寒、潮湿

要有效预防风湿性关节炎，在平时就要多防范风寒和潮湿，这两点非常重要，尤其是当身体虚弱的时候，风寒和潮湿更喜欢乘虚而入，一旦它们入侵体内，便开始作乱。

在季节更迭和天气突然降温时，我们应提前准备好厚衣服，以防受寒；而在天气炎热的夏季，由于酷暑难忍，许多人贪凉而睡在有风的地方，或是在外面露宿，或是频频吹风扇和空调，会让凉风有机会侵入经脉，造成风湿性关节炎。而经常淋雨或是长期在潮湿的地方工作、居住，也可能引发风湿。要避免因为潮湿而致病，最好是选择向阳、通风和干燥的地方作为居室。在天气晴朗的时候打开窗户通通风，可以去除屋子里的湿气，多晒被子也可以去除潮气。

研究显示，大多数风湿性关节炎病人对气候的变化非常敏感。在阴雨天或受到寒冷、潮湿时，患病关节的肿胀和疼痛会有不同程度的加重情况，许多本来病情比较稳定的患者在冬春、秋冬交替及梅雨季节，症状突然加重，以往的治疗也失去了意义。因此，患者要重视起气候和季节对疾病造成的影响，积极预防，日常生活中要避风、防寒、防湿和保暖，注意环境因素对疾病的影响。

预防：早发现，早就医

对于普通人来说，重视自己的身体健康状况是非常有必要的。当自己的身体健康情况发生了一些变化或者是感到身体的某处出现了异常的症状时，最好不要耽误，尽早就医，做抗体检查、滑液检查、关节影像、病理活组织所见的病理改变。这些检查既可以让自己对关节的状况有所把握，又可以及早发现是否有风湿性关节炎出现，从而帮助治疗，所得出的数据是判定风湿性关节炎的有力证明。

有些疾病在初期其实并不难治，如果患者可以早发现、早就医、早治疗，治愈率可能会很高，却因为患者的拖延而延误了病情，变成一发而不可收拾，风湿性关节炎病人亦是如此。当关节、肌肉、筋骨等处出现酸、麻、肿、痛的症状时，应及早到医院进行检查、诊断，如果需要治疗，一定不要延迟。

防患未然，复查防复发

风湿性关节炎具有易复发、顽固难愈的特点，而且还会受到患者心情的影响，为了使其不继续恶化，患者一定不要放松警惕，认为只要按时吃药就万事大吉，要定期到医院进行复查，及时跟进自己的病情，最好在1~3个月之内，做1次血常规、血沉、抗链球菌素"O"和类风湿因子等的复查，在半年到1年里，自己再查1次肝功能、肾功能、心电图，为受累关节照X线等，防止其加剧恶化。如果是病情危重的患者，必要时需要随时到医院复查有关的项目，这是为了能够防患于未然。

 专家小贴士

　　对于风湿性关节炎的病人来说，物理治疗、康复和心理治疗等治疗方式，最好一个都不能少，它们都是综合治疗不可缺少的重要组成。为了能够让其有效控制，必须要给予足够的重视。

第三章

类风湿性关节炎

从名字上看，类风湿性关节炎和风湿性关节炎只有一字之差，实际上，类风湿性关节炎又叫类风湿，和风湿性关节炎有许多不同的地方，其在症状、饮食、治疗等方面均有别于风湿性关节炎。它不仅会破坏关节内软骨和骨骼，造成关节功能障碍，严重的还会致残。

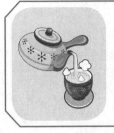

第一节

识病：解密类风湿性关节炎

症状：类风湿性关节炎临床表现

1 飘忽不定的关节疼痛

关节疼痛是风湿病较为普遍的表现，而类风湿关节炎的症状之一也是关节出现疼痛。我国中医认为，风热型的类风湿关节炎患者主要症状便是关节有游走性的疼痛，在类风湿性关节炎的早中晚期，患者会出现不同程度的关节肿胀和疼痛。而湿热型的病人可出现关节肿痛并有积液、舌质发红、舌苔白腻、血沉增快等表现。有的患者在发病初期感觉关节疼痛难忍，而随着时间的推移，疼痛感慢慢减小了，便不再把关节疼痛放在心上，殊不知，类风湿性关节炎在中晚期，疼痛程度可比早期较轻，但患者会伴有便秘等情况出现。

2 晨僵，让人身不由己

从名称上看，晨僵多发生在早晨，是类风湿关节炎患者的共有的一个特征。有的患者在早晨醒来后，发现关节变得异常僵硬，活动也受到限制，肢体前端有发凉和麻木的现象，而严重时，僵硬感居然可达全身。不过，在活动或是身体温暖之后，僵硬的症状会有所缓解，消失不见。晨僵的程度和时间与病变的严重程度相符，是诊断类风湿关节炎的一个重要的依据。通常将晨僵分为轻度、中度和重度：

1．轻度晨僵

轻度晨僵的时间比较短，在早起或睡醒后活动几分钟或半个小时就可以恢复正常，在指（趾）关节和腕关节比较常见。

2．中度晨僵

中度晨僵的恢复需要几个小时，发生的关节多在4个以上，或是1～2个大关节同时出现，患者需要从起床到午后一直活动，症状才能缓解。

3．重度晨僵

重度晨僵是活动所不能改变的，患者必须服用药物才能缓解或减轻症状，而且发生时，全身的各大关节会同时受累。

计算晨僵的时间要从患者清晨醒后出现僵硬时开始，到患者的僵硬感有了明显的减轻为止。晨僵是因为病变而引起的，和肌肉组织的紧张、充血和水肿不无关系。经过一番活动之后，肌肉的收缩力加强，淋巴管和毛细血管吸收了水肿液，晨僵从而得到缓解。

3 关节畸形或功能障碍

类风湿关节炎的患者常会发生关节畸形和功能障碍，它们是指由于软骨和骨遭到破坏导致了关节变形，活动的范围也受到了限制，严重影响了患者的工作和生活。

在类风湿关节炎的中晚期，患者逐渐会出现关节强直、僵硬、不能屈伸、关节半脱位或各种畸形，如手指发生鹅颈样畸形、扣眼样畸形、手腕掌屈和尺偏畸形等情况。关节周围的肌肉逐渐开始发生萎缩，患者形体消瘦，而且有贫血和内脏损伤。

 病因：类风湿性关节炎到底咋回事

　　类风湿关节炎是一个与环境、细胞、病毒、遗传、性激素及神经精神状态等因素密切相关的疾病。是由于免疫系统紊乱、损伤关节内滑膜所致一种慢性炎症反应。其病因尚未完全明确。但大部分专家认为不外乎以下因素：

1 细菌因素

　　实验研究表明链球菌及菌壁有肽聚糖可能为类风湿关节炎发病的一个持续的刺激原，链球菌长期存在于体内成为持续的抗原，刺激机体产生抗体，发生免疫病理损伤而致病。支原体所制造的关节炎动物模型与人的类风湿关节炎相似，但不产生人的类风湿关节炎所特有的类风湿因子。在类风湿关节炎病人的关节液和滑膜组织中从未发现过细菌或菌体抗原物质，提示细菌可能与类风湿关节炎的起病有关，但缺乏直接证据。

2 病毒因素

　　类风湿关节炎与病毒感染所致的关节炎与类风湿关节炎不同，类风湿关节炎病人对病毒比正常人有强烈的反应性。

3 性激素

　　研究表明类风湿关节炎的发病率男女之比为1：2～1：4，妊娠期病情减轻，服避孕药的女性发病减少。动物模型雌鼠对关节炎的敏感性高，雄性发病率低，雄鼠经阉割后，其发生关节炎的情况与雌鼠一样，说明性激素在类风湿关节炎发病中起一定作用。

4 遗传因素

一部分专家认为，本病的发生与遗传因素有密切关系。家系调查结果表明，类风湿性关节炎患者家族中类风湿发病率比健康人群家族中高2~10倍，近亲中母系比父系患类风湿的多。

另外，寒冷、潮湿、疲劳、营养不良、创伤、精神因素等，常为本病的诱发因素，但多数患者发病前常无明显诱因可查。

误区：走出误区不能想当然

误区1　消炎止痛就万事大吉

类风湿性关节炎分为早期、中晚期和炎症消失期。不同时期的治疗各有侧重，绝对不是消炎止痛就万事大吉。许多病人之所以会认为类风湿关节炎主要的治疗就是消炎和止痛，是因为对这种疾病缺乏足够的了解。

在类风湿性关节炎初期，治疗主要是促进风湿热痹或风寒湿痹逐渐消退，消炎确实是重要的工作，必须要减轻关节疼痛，减少关节积液。

但是在类风湿性关节炎的中晚期，关节发生病变，更趋向于慢性反复发作，进入慢性过程中，容易变成畸形和导致劳动力丧失，消炎止痛不再是唯一，病患针对关节挛缩强直和肌肉萎缩需要进行康复治疗，积极恢复运动功能。

在关节炎症消失期，类风湿性关节炎的发作起伏不断，缓解和发作交替并存。发作期病人疼痛难忍，需要消炎止痛，但是在缓解阶段，主要的任务是恢复机体的良好状态和劳动能力，这时可以多进行一些徒步旅行、慢跑、打乒乓球、骑自行车、划船等，改善身体素质，增强身体的抗病能力，并提高生活质量。

误区2 类风湿性关节炎病人不能结婚

许多人认为患有类风湿关节炎的病人不能结婚，并认定他们不能过正常的夫妻生活。其实，这是一种片面的想法。

在医学上，类风湿性关节炎病人的性激素分泌水平大多是正常的，这意味着他们有正常的性功能。尽管类风湿病人会出现有疼痛、疲劳等情况，但如果方法得当，患者可以克服这些困难。实际的调查也显示，类风湿性关节炎病人可以结婚，并有正常的夫妻生活。

不过，人们在现实生活中往往要考虑实际的因素，如果夫妻中的一方因为患病而丧失了劳动能力，生活不能自理时，无疑会给家庭增添许多压力，影响夫妻之间的感情，形成种种障碍。有许多类风湿病人都可以有幸福的生活，美满的家庭，多年来的共同生活和家庭成员的爱让家庭关系继续得以维系。

患有此病的未婚青年能否结婚呢？这需要病人理智冷静地对待，从医学观点来看，美满的婚姻能让病人燃起新的希望，如果病人的精神能始终处在一种积极向上的状态，对疾病的康复非常有利，但是如果婚姻不幸福，会使病情更加恶化。因此，对于未婚的类风湿性关节炎病人来说，结婚是利与弊并存，对于婚姻一定要慎重做决定。

误区3 类风湿性关节炎女性病人不能生育

由于类风湿性关节炎的患者大多是女性，许多女性患者都非常关心疾病是否会对妊娠产生不良的影响。有的人甚至认为患有类风湿关节炎的女性都不能生育，这种想法是错误的。

类风湿性关节炎患者妊娠时会有一定的困难和危险。患者在妊娠

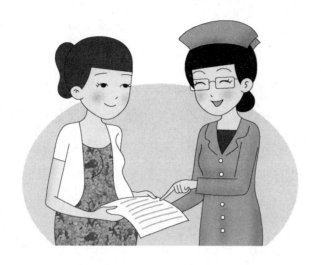

后，骨盆四周的韧带变得松弛，子宫扩张，下背部产生过大的压力，加上妊娠妇女的体重在不断增加，病变关节会受到异常巨大的压力，但是并不是说就不能生育。类风湿性关节炎患者的病情的轻重也关系到患者能否妊娠。一般而言，处于活动期的患者不适合妊娠，而病情较轻的非活动期的患者，没有明显的功能障碍时，可以妊娠。

早期的类风湿性关节炎患者，大都能正常的从阴道分娩婴儿。如果病人的髋关节为患病关节，活动被限制时，为了孕妇的安全，必须考虑剖宫产。

误区4 **急功近利，听信"秘方"**

现在对类风湿性关节炎的治疗仍有一定的难度，为数不少的患者都期待在医学上能出现奇迹，期望能找到"最新疗法"和"特殊疗法"，想尽办法寻求"灵丹妙药"，这种心情可以理解，但是如果因此拒绝或不能坚持需要时间和耐心的综合治疗，恐怕患者失去的会更多。

急功近利的治疗方式只会让病情加剧；而急躁、焦虑和患得患失的心理，让患者对一些结果更加失望，往往错过了最佳的治疗时机。因此，患者只有正确认识本病，正确对待，用积极乐观的心态、耐心地接受治疗，才是促进康复的最佳方式。类风湿性关节炎病人不要人云亦云，误信一些江湖骗子所谓的"秘方"，而是要经常审视调整自我的心理状态，对患病的治愈要有信心，对以后可能会出现的关节功能障碍也要有一定的心理准备；既要乐观向上，积极地接受治疗，又要不焦不躁，努力克服急于求成的思想。无数事实证明，患者本人若能有良好的心态、正确的认识，积极配合治疗，远胜过一切"灵丹妙药"。

 专家小贴士

　　类风湿性关节炎的女性患者居多是一个不争的事实。尽管人类尚没有找到女性比男性更易患类风湿性关节炎的答案，但是这样的现象已经摆在了人们的眼前。

　　一部分学者认为女性之所以比男性患病率高，是因为血清中IgG的含量比男性的要高，女性X染色体的数量决定了血清中IgG的含量。而且，一些学者发现，激素也和患病有影响，在类风湿性关节炎的女性患者中，缺乏雄性激素或能够促蛋白合成作用的类固醇激素的代谢产物水平较正常女性明显降低，而类风湿性关节炎男性患者雄激素的代谢产物水平也呈现得比较低。而孕激素则可以起到减缓该病发生的作用，正在服用避孕药的女性，由于有了孕激素，类风湿性关节炎的发病率比未用者要低50%左右。因此，我们推断，激素会导致类风湿关节炎的发生。

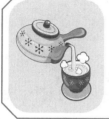

第二节

饮食：吃对健康百分百

类风湿性关节炎患者的饮食注意

饮食和营养调养对每个人都很重要，它们直接关系到人体的健康。饮食如果安排的适当合理，可以强身健体，益寿延年，辅助药物预防类风湿性关节炎症状的复发。类风湿性关节炎病人的进食和消化功能常常会因为关节的疼痛、活动量少、常久服药等原因而受到影响，如果病人的营养不能满足机体正常的需求，就会影响到药效，病情还很有可能发生恶化。所以，类风湿性关节炎病人的饮食调养尤为重要。

类风湿性关节炎病人在平时的饮食中应多选高蛋白、富含维生素和比较容易消化的食物，营养搭配要合理科学，烹调要尽可能增加患者的食欲，使患者在饮食获取更多的营养及能量。

而那些刺激性强的食物和对病情产生不利影响的食物，类风湿性关节炎病人最好不要食用，比如急性期类风湿性关节炎病人和阴虚火旺型病人一定不要吃辣椒。减少糖类和脂肪的摄入，防止血糖、血脂胆固醇升高。

适合类风湿病患者食用的水果、蔬菜

1 大枣

大枣，又名红枣。自古以来就被列为"五果"（桃、李、梅、杏、枣）之一，约有2500年的历史。大枣一般农历七月中旬上市，首先是清脆或红嫩的鲜枣上市，尔后是红干枣上市。大枣最突出的特点是维生素含量高，有"天然维生素丸"的美誉。

【性味归经】味甘，性平；归脾、胃经。

【食疗功效】中医学认为，大枣有益气补血，健脾胃，润心肺，缓阴血，悦颜色，通九窍，助十二经及和百药的功效。如果类风湿关节炎的患者有脾胃虚弱、乏力倦怠的情况，可以多吃一些大枣。

【食用指导】可以直接食用或炖汤。干枣要用开水煮沸消毒才可食用，特别是有腐烂的干枣更不能生吃或作馅，否则枣中的有毒物质如甲醛、甲酸等，会引起轻微中毒反应，严重者也会有生命危险。

【食用宜忌】老少皆宜。尤其是中老年人、女性的天然保健品，也是病后调养的佳品，但小儿及形体消瘦者不宜进食。

2 橄榄

橄榄又名青果、忠果、谏果等，是一种硬质肉果。橄榄原产我国，橄榄的果实呈长椭圆形，两端稍尖，绿色或淡黄色。橄榄的口味十分别致，果肉水分少，初入口时，又酸又涩，细嚼之后渐觉满口清香，余味无穷。

【性味归经】味甘、酸，性凉；归肺、胃经。

【食疗功效】橄榄有化解湿热、解毒等功效，适合类风湿患者食用。

【食用指导】治疗类风湿手足麻木，可取40~50克鲜橄榄根，洗净煎水内服，也可直接食用橄榄果。色泽特别青绿，没有一点黄色的橄榄果，可能为了好看，已经被矾水浸泡过，最好不要食用，即使食用也一定要漂洗干净。

【食用宜忌】一般人皆可以食用，但热性咳嗽者禁食。

3 桂圆

桂圆有龙眼、益智、骊珠等别称，因其种子圆黑光泽，种脐突起呈白色，看似传说中"龙"的眼睛，所以得名。龙眼大小似荔枝，剥去外壳后即可见到乳白色的果肉，透明，多汁，味甜。新鲜的龙眼肉质极嫩，汁多甜蜜，美味可口，实为其他果品所不及。

【性味归经】味甘，性平；归肝、心、脾经。

【食疗功效】桂圆是补血益心、长智益脾的良药。类风湿后期如出现血细胞减少、体质虚弱和贫血，宜多食用桂圆。

【食用指导】可以直接食用，亦可入粥。

【食用宜忌】一般人均可食用，体弱、妇女最适宜食用。但桂圆属甘热之品，故虚火偏盛、脾胃虚寒、孕期妇女以及小儿不宜食用。

4 银杏

银杏又名白果，由肉质外种皮、骨质中种皮、膜质内种皮、种仁组成。银杏能够养生延年，在宋代就被列为皇家贡品。中医素以银杏种仁治疗类风湿、支气管、哮喘、慢性气管炎、肺结核等疾病。银杏种仁还有祛斑平皱，治疗疮、癣的作用。现代科学证明：银杏有抗大肠杆菌、白喉杆菌、葡萄球菌、结核杆菌、链球菌的作用。

【性味归经】味甘、苦、涩，性平，有小毒；归肺、肾经。

【食疗功效】银杏中含有的白果酸、白果酚，经实验证明有抑菌和杀菌作用，抑制炎症；增加人体血液循环。适合类风湿患者食用。

【食用指导】煮、炒、蒸、煨、炖、焖、烩、烧、镏等，与副食品、干货、主食相配亦可。

【食用宜忌】为预防中毒，不宜多吃更不宜生吃银杏。

5 山药

山药，又称山芋、怀山药等。山药肉质白嫩细腻，有大量的黏液，因其营养丰富，自古以来就被视为物美价廉的补虚佳品，既可作蔬菜，又可作主粮，还可以制成糖葫芦之类的小吃。多做补物食用，也可以供常人食用。

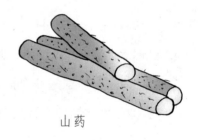

山药

【性味归经】味甘，性平；归脾、肺、肾经。

【食疗功效】类风湿关节炎患者如果多出现口渴、出汗和乏力的症状，可以多吃山药。它可以益气、养阴、滋补肾脾。

【食用指导】食用山药应该去皮食用，以免产生麻、刺等异常口感。

【食用宜忌】山药适于身体虚弱、食欲不振、消化不良、慢性腹泻者。由于山药甘平且偏热，因此，体质偏热，容易上火的人要慎食。

6 苦瓜

苦瓜，又叫癞瓜、凉瓜，具有特殊的苦味，一般绿色和浓绿色的苦味较浓，绿白色的次之。它是受人们喜爱的一种蔬菜。它还有一种神奇的特性，就是苦瓜虽苦，却从不会把苦味传给同炒的菜，如用苦瓜烧鱼，鱼块绝不沾苦味，所以苦瓜又有"君子菜"的雅称，这是一般蔬菜不可比拟的。

【性味归经】味甘，性平；归心、肝、脾、肺经。

【食疗功效】苦瓜具有消暑除热、促进食欲、利尿、活血、消炎、提神的功效，适合类风湿患者食用。

【食用指导】用苦瓜做菜时，要先切成丝，再用热水稍烫后投入到凉水中漂一下，这样可以减少苦味。可凉拌，亦可炒食、熬粥等。

【食用宜忌】苦瓜忌空腹食用，脾胃虚寒者忌吃苦瓜。

适合类风湿病患者食用的其他食物

1 鱼油

鱼油是鱼体内的全部油类物质的统称，它包括体油、肝油和脑油。鱼油是鱼粉加工的副产品，是鱼及其废弃物经蒸、压榨和分离而得到的。鱼油的主要成分是：甘油三酯、磷甘油醚、类脂、脂溶性维生素，以及蛋白质降解物等。

【性味归经】味甘、咸，性平；归肝经。

【食疗功效】类风湿性关节炎患者可以在日常生活中多摄入鱼油，因为其中含有不饱和的长链脂肪酸，这种神奇的物质可以缓解患者的疼痛感。所以，食用鱼油能够预防关节炎，增强机体的免疫功能，还能缩短晨僵的时间，加强握力，对抗疲劳，对缓解关节炎肿痛有很大的益处。

【食用指导】类风湿性关节炎的患者可以多吃鲔鱼、鲭鱼、沙丁鱼、大比目鱼和鲑鱼等深海鱼，缓解症状，也可以到正规药店购买鱼油服用，每次1~2粒，进餐时服用。

【食用宜忌】一般人皆可食用，但有出血性疾病和出血倾向者禁用。

2 山楂

山楂，又名山里红、红果、胭脂果。山楂有很高的营养和医疗价值，味道甘酸，能够开胃，中老年人常吃山楂制品能增强食欲，改善睡眠，保持骨和血中钙的恒定，预防动脉粥样硬化，使人延年益寿，故山楂被人们视为"长寿食品"。

【性味归经】味酸、甘，性微温；归脾、胃、肝、肺经。

【食疗功效】开胃消食、舒筋活络、活血化淤、提神醒酒，适合类风湿关节炎患者食用。

【食用指导】不要空腹食用山楂。类风湿性关节炎患者可以直接食用山楂果，也可以取40~50克山楂树根，煎汤服用，有舒筋活络之效。

【食用宜忌】一般人均可食用，但孕妇、儿童、胃酸分泌过多者、病后体虚及患牙病者不宜食用。服用人参等补药时，不宜食用山楂及其制品，以防山楂的破气作用抵消人参等的补气作用。

3 枸杞

枸杞，又称枸杞子、红耳坠，通常称呼的枸杞是落叶小灌木枸杞

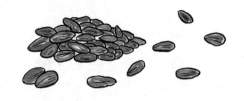

的成熟子实，既可作为坚果食用，又是一味传统中药材，自古就是滋补强身的佳品，有延衰抗老的功效，所以又名"却老子"。枸杞子中含有14种氨基酸，并含有甜菜碱、玉蜀黄素、酸浆果红素等特殊营养成分，使其具有不同凡响的保健功效。

【性味归经】味甘，性平；归肝、肾、肺经。

【食疗功效】类风湿头晕目眩、肝肾阴虚、身乏无力腰膝酸软的患者可以多吃枸杞子，不仅可以强筋骨、增强抵抗力、养血益精，还能令人长寿。

【食用指导】上午喝杯绿茶，开胃醒神；下午泡杯枸杞，可以改善体质。

【食用宜忌】一般人皆可以食用。尤其体虚早衰、用眼过度和老人更宜。枸杞一般不要和过多药性温热的补品如桂圆、红参、大枣等共同食用，以免上火。

④ 生姜

姜又称生姜，是一种极为重要的调味品。姜一般很少有人把它作为蔬菜单独食用，不过它却是一味重要的中药材，有生发的作用，也是心血管系统的有益保健品。生姜是传统的治疗恶心、呕吐的中药，有"呕家圣药"之誉。

【性味归经】味辛、性微温；归肺、脾、胃经。

【食疗功效】食用生姜可以散寒、解毒，亦可缓解感受风寒湿邪而引起的关节酸痛。

【食用指导】吃姜不要去皮，清洗干净后即可切丝分片。另外，避免吃姜引起肝火旺，可以同时配一些舒肝、理气的食物，如山楂、菊花，用它们泡茶喝，就可以避免上火了。

【食用宜忌】一般人都可食用。生姜性温，不宜多食，否则易导致口干、喉痛、损目、便秘等症状。

5 豆腐

豆腐是以黄豆、青豆、黑豆为原料，经浸泡、磨浆、过滤、煮浆、加细、凝固和成型等工序加工而成最广、最大众化的烹饪原料之一。豆腐及豆腐制品的蛋白质含量比大豆高，而且豆腐蛋白属完全蛋白，不仅含有人体必需的八种氨基酸，而且其比例也接近人体需要，营养价值较高。豆腐还含有脂肪、碳水化合物、维生素和矿物质等。

【性味归经】味甘、微酸，性平；归脾、胃、肾经。

【食疗功效】益气宽中，生津润燥，常吃可以健脾利湿、缓解关节肿胀。

【食用指导】可凉拌，亦可炒、煮食等。

【食用宜忌】一般人群均可食用。豆腐消化慢，小儿消化不良者不宜多食；豆腐含嘌呤较多，痛风患者及血尿酸浓度增高的患者慎食。

6 羊肉

羊肉是我国人民食用的主要肉类之一，因为羊是纯食草动物，所以羊肉较牛肉的肉质要细嫩，较猪肉和牛肉的脂肪、胆固醇含量都要少，而含钙、铁最多，蛋白质也更加优良。羊肉即可食补，又可食疗，为上等的强壮祛疾的食品，民间常用来进补。寒冬常吃羊肉可益气补虚，促进血液循环，增强御寒能力，收到进补和防寒的双重效果。

【性味归经】味甘、咸，性热；归脾、肾经。

【食疗功效】暖中祛寒，温补气血，适合类风湿性关节炎患者食用。

【食用指导】羊肉内易藏匿旋毛虫等细菌，它们不宜被消化，吃后可能引起四肢无力、昏迷不醒等症状，所以食用时一定要炒透烧熟，特别是在涮羊肉时一定要注意。另外，吃完羊肉后不要马上饮茶，以免引起便秘。羊肉不可烧糊烤焦。否则不仅肉老不新鲜，而且还会产生致癌物质。

【食用宜忌】一般人都可以食用，尤其适用于体虚胃寒者。羊肉性热，有上火症状以及肝炎、高血压、急性肠炎等患者不宜食用。也不可与南瓜、首乌、半夏、菖蒲同食。

7 狗肉

狗肉不仅味道鲜美、芳香四溢、营养价值也很高，而且还具有入药疗疾的效用。它与羊肉都是冬令进补的佳品。狗肉性大温，对于体质虚寒的人来说，吃狗肉暖胃、补胃效果特别好。

【性味归经】味咸、酸，性温；归脾、胃、肾经。

【食疗功效】暖腰膝，补肾益气，增强脾胃功能，强健筋骨，因此可以防治类风湿性关节炎，并促进病人早日康复。

【食用指导】狗肉有多种吃法，熬汤、清炖、红烧、卤制、油爆、凉拌，狗排、狗爪、狗皮等均可入菜。烹饪时，应以膘肥体壮、健康无病的狗为佳，疯狗肉一定不能吃。刚被宰杀的狗，因有土腥气味，不宜立即食用，应先用盐渍一下，以除去土腥味，然后取出切成块，以清水充分洗净后烹调。

【食用宜忌】一般人皆可食用；老年人更佳。凡患咳嗽、感冒、发热、腹泻和阴虚火旺等非虚寒性疾病的人均不宜食用；脑血管病、心脏病、高血压病、卒中后遗症患者不宜食用；大病初愈的人也不宜食用。

 ## 类风湿关节炎患者的"食疗方"

吃是一门学问，要吃对就要看症状表现。通常，中医认为，风痹患者可以吃葱、姜等；寒痹患者可以吃胡椒、干姜等，不能食生冷的食物；湿痹患者可以多吃茯苓、薏米等；热痹患者经常是湿热交会在一起，药膳食材可以多选用黄豆芽、绿豆芽、丝瓜和冬瓜等，不应用羊肉和辛辣的有刺激性的食物。

还有的患者会有关节疼痛畸形、筋腱拘挛的情况，患者不仅畏寒怕冷，而且消瘦，血沉多但不增速，或接近正常。这样的患者可以多食一些如甲鱼肉、鸡肉、鸭肉、鹅肉、猪肉、牛肉、羊骨髓、胡桃、桂圆、芝麻等补益的食品。

类风湿性关节炎患者在制作药膳时，不宜用炸、烤、爆等方法，防止各种有效成分遭到破坏，或者是改变性质，失去疗效。宜采取蒸、炖、煮或者煲汤等方法。另外，烹制时量不要太多，以免食物时间过长而改变食性，作用受到影响。

❋ 热汤面

【材料】辣椒、生姜和大葱各9克。

【用法】和面条一起煮食，趁热吃，每日吃2次，可以连服10日。

【功效】葱、姜等能够驱寒，适用于寒型顽痹患者。

✿ 薏苡仁粥

【材料】薏苡仁50克，干姜9克，适量白糖。

【用法】先把薏苡仁、干姜加适量水，煮烂成粥，再加入适量白糖服食。每天1次，连服1个月。

【功效】健脾渗湿，除痹止泻，适用于寒痹患者。

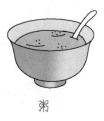

粥

✿ 木瓜猪脚

【材料】木瓜、薏苡仁、伸筋草、千年健各60克。

【用法】用纱布包成药包，同猪脚1或2只，一起放入容器中，放入适量水，用小火煨烂，去掉渣子，放盐、味精等，肉和汤一起食用。

【功效】平肝舒筋，和胃化湿，适合顽痹者食用。

✿ 糯米酿

【材料】糯米500～1000克，五加皮50～100克。

【用法】洗干净。五加皮中加入适量水，泡透后煎煮，半个小时取1次煎液。再把煎液与糯米一起煮成干饭，冷却后，加适量酒曲拌匀，发酵成酒酿。佐餐时食用。

【功效】健脾暖胃，祛风湿，补肝肾，强筋胃，活血脉，适用于风寒湿痹，腰膝疼痛患者。

✿ 川乌头粥

【材料】大米50克，姜汁10滴，适量蜂蜜，生川乌头3～5克。

【用法】将川乌头捣烂，研成细末。煮沸米粥后，加入川乌头末，用小火慢煮，待熟后放入姜汁和蜂蜜，搅匀，煮片刻即成。可以在早、晚餐时服用，1周为1个疗程。

【功效】温经散寒，祛风通络，适用于风痹患者。

✳ 煮黑豆

【材料】黑豆1千克，松节200～300克，黄酒250毫升。

【用法】小火煮黑豆，酥烂时，收水，晒干黑豆。每次嚼服50粒黑大豆，一天3次。

【功效】有补脾益肾、强筋健骨、祛风除湿、除去骨寒的功效，适合寒痹患者食用。

✳ 鳝鱼粉

【材料】取250克重的大鳝鱼4～6条。

【用法】剖去内脏，洗干净后，阴干，研成细粉，放入瓶中备用。每次取10～15克鳝粉，2～3匙的黄酒，用开水冲服。每日服用2次，2个月为1个疗程。

【功效】祛风，补虚助力，通利血脉，善治三痹，风痹甚者更宜。

✳ 枳椇白番鸭

【材料】取枳椇0.5千克，白番鸭肉1千克，1匙植物油和黄酒3匙。

【用法】炖鸭肉直至酥烂，喝汤，吃掉鸭肉和果实，2～3天内吃完。

【功效】枳椇果能够有效地祛除风湿，舒筋活络；而白番鸭可以补脏腑，强筋骨。两者搭配可以润五脏，祛风除湿，利筋骨，帮助治疗风湿筋骨痛。

❋ 木瓜米仁泥

【材料】木瓜4只，米仁250克，白蜜1000克。

【用法】将木瓜蒸熟后去皮，米仁煮熟，然后将两者混合在一起研烂成泥，放入白蜜，一起和匀，放入盛器内。每日早晨温热服用2～3匙。

【功效】平肝舒筋，和胃化湿，适用于类风湿性关节炎患者。

药汤：类风湿性关节炎患者的"汤疗方"

对于类风湿性关节炎的患者而言，喝药膳汤是非常不错的选择，既美味营养，又能够防病治病，可以祛风除湿的几种常见的药膳汤有：

❋ 金樱汤

【材料】金樱子、枸杞子、狗脊各15克，瘦狗肉200克。

【用法】将金樱子、枸杞子和狗脊一起放进锅里，狗肉切成小块，入锅，加适量水，用武火烧沸，捞去浮沫，改用文火

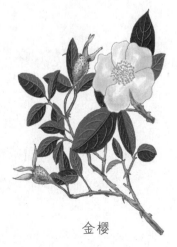

金樱

炖煮，狗肉熟烂即可。食用时连肉带汤，每日1次，每次吃1碗，冬令季节可以多吃。

【功效】祛风湿、壮腰膝。

❀ 木瓜羊肉汤

【材料】木瓜、羊肉各1000克，豌豆300克，大米200克，草果5克，盐、味精和胡椒各适量。

【用法】将木瓜榨汁，洗净羊肉切小块，然后和大米、豌豆、草果一同入锅，加适量水，用武火烧沸，然后改用文火炖，直至豌豆和肉熟，放入盐、胡椒粉和味精即成。

【功效】此汤有暖脾胃、祛湿浊、舒筋骨之效。

❀ 高粱根鸡蛋汤

【材料】高粱根7个，鸡蛋2个，适量红糖。

【用法】洗净高粱根，加水煎成汤，滤去渣，再用汁煮鸡蛋，加入红糖即成。每日饮用1次。

【功效】祛风除湿，治风湿疼痛。

❀ 美味蛇肉汤

【材料】蛇肉250克，胡椒适量。

【用法】放蛇肉和胡椒于锅内，加入适量的水，炖汤，按照个人口味放入调味料，然后服食。每日1次。

【功效】补气血，通经络，强筋骨。

✽ 香辣猪肉汤

【材料】瘦猪肉100克，辣椒根90克。

【用法】把瘦猪肉和辣椒根一起煮汤，按照个人口味放入调味料，服食。每天1次，可以连服1周。

【功效】补中益气，滋养脏腑，活血消肿，适用于疼痛剧烈的寒痹患者。

药酒：类风湿关节炎患者的"酒疗方"

酒既是一种常见的饮料，也是一种药物。饮酒能温经散寒、通络，而服用药酒更能通经行络，活血，有利于缓解类风湿性关节炎的相关症状。

患者如何能根据自己的病情配制出有效的药酒呢？

✽ 童子鳝鱼酒

【材料】取童子鳝鱼500克。

【用法】阴干后，泡入1升白酒中，1个月后即成。每次可饮50毫升，1日2次。

【功效】舒筋活络、祛风除湿，能有效缓解局部的红肿热痛，非常适合肩肘关节活动有障碍的患者，同时还可以防止病变向其他的关节走窜。

✽ 五加皮牛膝酒

【材料】五加皮250克，牛膝、防风、秦艽、川芎、官桂、独活、丹参、白茯苓各60克，麦冬、杜仲、石斛、炮附子、地骨皮、炮干姜各45克，薏苡仁30克，炒火麻仁15克，白酒3500毫升。

【用法】一起浸泡，直接饮用。

【功效】祛风散寒，祛湿通络。适合类风湿性关节炎患者服用。

❀ 防风酒

【材料】取防风、杜仲、当归、川芎、秦艽、石斛、桂心、细辛、独活、天雄（炮）、炮附子、炮干姜、炒川椒、蛇床子各60克，白酒3000毫升。

【用法】用纱布做法成药包，放入3000毫升的白酒中，每日饮用20～40毫升。

【功效】祛风解表，胜湿止痛，适用于风冷，腰脚疼痛。

❀ 海桐皮药酒

【材料】海桐皮、薏苡仁各30克，生地150克，牛膝、川芎、羌活、地骨皮、五加皮各15克，甘草4.5克，放入1000毫升的白酒中。

【用法】将上述材料泡归酒中，夏天浸7日即成，冬天需要浸14日。每日饮用1杯。

【功效】祛风湿，通经络，止痛，适用于类风湿关节肿胀，灼热疼痛。

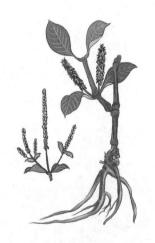

牛膝

尽管使用药酒是为了治疗类风湿性关节炎，但是仍需要注意，药酒大多是治疗风寒湿痹所用，切不可滥服，尤其是风湿热痹、孕妇、小儿阳盛之体，更要禁止服用，一定要根据自己的病情选择适合的药酒。

　　饮用药酒不可贪杯，其不仅含有一定浓度的乙醇（酒精），还有药物成分，每次饮用50~100毫升为宜。服用时，先喝少量，收效即止，不可贪杯或为了急功近利，如果饮酒过量，可服用绿豆水、甘蔗汁、糖水等解酒。有人将外用药酒内服，这样可能会造成中毒。内服的药酒也不要用于外用。

 专家小贴士

　　类风湿性关节炎病人要多注意补硒。硒能够抗菌消炎，调节免疫功能的作用，类风湿性关节炎病人服用过硒后，病情有所缓解。

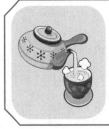

第三节

运动：小动作有大疗效

医疗体操：促进血液循环，缓解挛缩

医疗体操是在全身训练的基础之上逐渐增加患者局部的功能活动。在类风湿性关节炎早期，做医疗体操可以改善全身状态，提高机体的防御功能，促进局部血液循环，帮助炎症吸收，这样能够防止软组织发生粘连、关节挛缩和肌肉萎缩，并有效预防受累关节活动受到限制。而在晚期，为了缓解类风湿性关节炎引发的关节囊和韧带的挛缩，使关节周围肌肉群更有力量，扩大关节的活动范围，更需要患者坚持做医疗体操。

处于类风湿性关节炎急性期和长期卧床的重病患者，可以在床上进行体操训练。患者可靠坐于床头，下肢放于床上，在四肢关节不负重的情况下进行活动，活动的重点是伸肘膝，舒展指腕，防止屈曲强直畸形加重。具体动作如下：

1 锁项运动

这个动作主要是锻炼病人的颈项部位。做时取坐位。先低头，

然后仰头，再向左转头，向右转头，最后头部左右旋转，每个方向做
10～20次。

2 手腕运动

这个动作能锻炼病人的手指和腕关节。做时取坐位。手指先伸
直，然后做握拳、背伸、掌屈、旋前、旋后动作，反复练习后，各动
作做10～20次。

3 肘肩运动

患者可以通过肘肩运动来锻炼自己的肘部和肩部。做时取坐位。
将两上肢前伸，向平举、向上举、然后放下；然后两上肢向侧方平
举、屈肘，用手指触肩，放下上肢，每个动作各做10～15次。

4 扩胸运动

做时取坐位。将两上肢屈曲，放于胸前，向身体两侧分开，同时
做扩胸动作，可以反复练习10～15次。

5 腰腹运动

做时取坐位。上举两上肢，身体向前倾，同时用手指触足趾，复
原身体，反复练习10～15次。

6 膝髋运动

做时取坐位。伸直两下肢，屈曲一侧膝关节，足底踩床，然后复
原，左右交替进行，各练习10～15次。

7 趾踝运动

做时取坐位。伸直两下肢，拇趾做背伸和跖屈动作；踝关节分别
向内旋、向外旋，各做10～15次。

长期坚持做医疗体操，对提高患者的抗病能力，保持和恢复各关节活动功能，预防和纠正关节畸形和功能障碍都有显著效果。

 ## 关节运动操，康复阶段的好帮手

在类风湿性关节炎慢性康复阶段所做的体操，主要是关节运动操，具体方法如下：

1 指关节操

类风湿关节炎患者的手常常因为病患而无法正常握拳，指关节操则能很好地帮助患者锻炼手指。它的动作主要是手握拳和手指平伸动作交替进行。在握拳时，可借助铅笔或粗棍棒；手指平伸时，可借助桌面或是墙壁，将手掌和手指平贴在上面，或是两手用力合掌。

2 腕关节操

腕关节操可以帮助类风湿关节炎患者增强腕部的活动。患者做时可以将两手合掌，用力向一侧方向屈曲，也可以借助哑铃帮助手腕做伸曲运动。

3 肘关节操

两手掌向上，两手臂向前平举，快速握拳，屈肘；努力使手掌及肩，再快速伸掌、伸肘，如此反复多次；然后，两手臂向身体两侧平举，握拳，屈肘，动作如前。

4 肩关节操

患者一手臂沿前方从颈旁伸向背部，用手掌触背；与此同时，另一手臂沿同侧的侧方（腋下）伸向背部，用手指触背，两手的手指尽量在背部相交。每日可以反复进行多次。

5 踝关节操

患者取坐位。两足的踝关节分别做屈伸和向两侧旋转运动。做时，动作不宜过快，以自己的耐受程度为基准。

6 膝、髋关节操

患者做下蹲运动和向前抬腿运动，各重复活动10~15次，每日做2~3次。

7 站操

站操首要一点是姿势正确，需要脊柱、髋、膝等关节的功能相互协调，这样才能持久。在练习站操时，应收下巴，眼睛平视，不含胸驼背，伸髋膝，双足并拢，并且能够持久负重练习。

8 步伐操

保持站姿正确，把连续的步伐动作分解若干个步骤进行操练。在步行时要抬头挺胸，不要低头看地面，上身向前倾，两腿不要叉开，也不能划弧线，抬高膝部，跨步由小到大逐步增大，频率可以由慢到快。

做关节运动操一定要根据类风湿性关节炎受累关节的实际病情，选一部分或全部进行。关节操主要是为了能够增加四肢各关节活动度，每个关节尽量做到极限，将关节活动开，每日至少做1次，但如果引起疼痛加剧，患者可以减少活动强度，通常每隔1~2小时进行几分钟的练习为宜，患者也更容易接受。

气功：防病治病做好"三调"

气功是一种用调身、调息和调神来帮助防病治病、延年益寿的健身方法。练气功对类风湿性关节炎的康复极有帮助。

类风湿性关节炎患者练气功的要领有：

1 调身

调身指的是调整练功者的姿势，这是练习气功的第一步。练气功时身体通常要保持一定的姿势，功法不同姿势要求也有所不同，大体上可分为坐式、卧式、站式和行式4种类型。

坐式有平坐、盘坐和靠坐。卧式有侧卧和仰卧两种。最常采用的站式是自然站式。它的要求是：两脚分开，距离与肩同宽，双膝微微屈曲，不过足尖为宜，放松胯部，收敛臀部，挺直腰，收腹，掌心向体内，手指自然下垂，微屈分开，两眼平视。

姿势如果不正确会直接影响气功效果。

2 调息

调息是指调整呼吸，只有能够娴熟调息的人，才有可能达到一定的练功深度，并且取得较好的效果。

3 调神

调神是练功中的关键，是指调整患者在练功中的意识活动。

只有先将这三个因素很好地运用，患者才能继续进行练习气功。对于类风湿性关节炎患者而言，放松功是最好的选择。它易于学习，是气功初学者需要掌握的基础功法，非常适合类风湿性关节炎患者在平时练习。

类风湿性关节炎患者在练气功时应该注意的是：

（1）练习的气功要根据自己的体质和病情进行选择。

（2）初学气功的类风湿关节炎患者由于病痛等原因，很难做到进入理想的状态，可以先宁神调息，放松身体，避免因为意念烦乱而导致不良反应发生。

（3）每次练功的时间在20分钟左右。

（4）在练功前的15分钟内要停止所有活动，消除杂念，放松肌肉。

除这些外，患者一定要树立战胜疾病的信心，做到坚持不懈，用正确的态度和心理来对待，不可敷衍了事。

五禽戏：强筋骨，利关节

五禽戏是通过对虎、鹿、熊、猿和鹤的动作进行模仿，以强身健体为目的的一种养生保健操。五禽戏要求意守、调息和动形相互协调，搭配完成。意守令人心态平和，产生真气；调息有行气、通调经脉之功；动形则令筋骨强、关节利，所以练习这套操对类风湿性关节炎的康复大有裨益。

五禽戏各有侧重。练习虎戏可以祛风邪，益肾强腰，壮骨生髓；练习鹿戏可以通经络，行血脉，使筋骨舒展。熊戏可以使真气贯通，有健脾益胃之功；猿戏是练习肢体的灵活性，同时练习抑制自己的思想活动，使人身轻体健；鹤戏则可以调达气血，疏经通络，活动筋骨和关节。将这五种功法联系起来，不间断地练习，就可以使人通经络、柔筋骨、利关节、调养气血经脉、补益脏腑。

1 虎戏

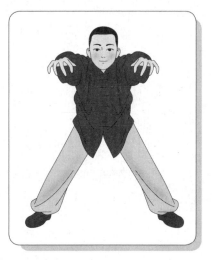

脚后跟靠拢成立正姿势，两臂自然下垂，两眼平视前方。两腿屈膝下蹲，重心移至右腿，左脚虚步，脚掌点地，靠于右脚内踝处，同时两掌握拳提至腰两侧，拳心向上，眼看左前方。左脚向左前方斜进一步，右脚随之跟进半步，重心落于右腿，左脚掌虚步点地，同时两拳沿胸部上抬，拳心向后，抬至口前两拳相对翻转变掌向前按出，高与胸齐，掌心向前，两掌虎口相对，眼看左手。上面说的是左式，右式稍有不同。左脚向前迈出半步，右脚随之跟至左脚内踝处，重心落于左腿，右脚掌虚步点地，两腿屈膝，同时两掌变拳撤至腰两侧，拳心向上，眼看右前方。与左式相同，唯左右相反。如此反复左右虎扑，次数不限。

2 鹿戏

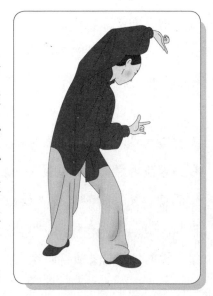

身体自然直立，两臂自然下垂，两眼平视前方。右腿屈膝，身体后坐，左腿前伸，左膝微屈，左脚虚踏；左手前伸，左臂微屈，左手掌心向右，右手置于左肘内侧，右手掌心向左。两臂在身前同时逆时针方向旋转，左手绕环较右手大些，同时要注意腰胯、尾骶部的逆时针方向旋转，久而久之，过渡到以腰胯、尾骶部的旋转带动两臂的旋转。右式动作与左式相同，唯方向左右相反，绕环旋转方向亦有顺逆不同。

3 熊戏

身体自然站立，两脚平行分开与肩同宽，双臂自然下垂，两眼平视前方。先右腿屈膝，身体微向右转，同时右肩向前下晃动、右臂亦随之下沉，左肩则向外舒展，左臂微屈上提。然后左腿屈膝，其余动作与上左右相反。如此反复晃动，次数不限。

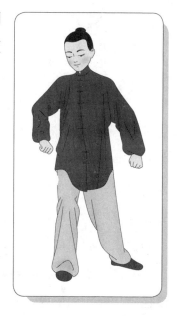

4 猿戏

脚跟靠拢成立正姿势，两臂自然下垂，两眼平视前方。两腿屈膝，左脚向前轻灵迈出，

同时左手沿胸前至口平处向前如取物样探出，将达终点时，手掌撮拢成钩手，手腕自然下垂。右脚向前轻灵迈出，左脚随至右脚内踝处，脚掌虚步点地，同时右手沿胸前至口平处时向前如取物样探出，将达终点时，手掌撮拢成钩手，左手同时收至左肋下。左脚向后退步，右脚随之退至左脚内踝处，脚掌虚步点地，同时左手沿胸前至口平处向前如取物样探出，最终成为钩手，右手同时收回至右肋下。右式动作与左式相同，唯左右相反。

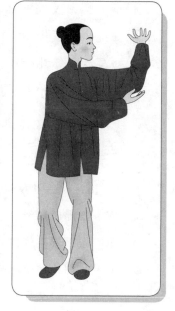

5 鸟戏

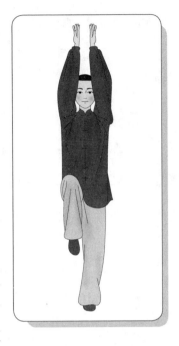

两脚平行站立，两臂自然下垂，两眼平视前方。左脚向前迈进一步，右脚随之跟进半步，脚尖虚点地，同时两臂慢慢从身前抬起，掌心向上，与肩平行，两臂向左右侧方举起，随之深吸气。右脚前进与左脚相并，两臂自侧方下落，掌心向下，同时下蹲，两臂在膝下相交，掌心向上，随之深呼气。右式同左式，唯左右相反。

在练功之前，首先要全身放松下来，让自己更加轻松和乐观。因为愉快、轻松的情绪可使气血通畅，精神振奋。全身放松可使动作不致过分僵硬、紧张。和气功一样，练习五禽戏之前，患者的呼吸要自然平静，用腹式呼吸，和缓均匀地进行。呼吸时要合闭口，用舌尖轻抵上腭，吸气用鼻子，呼气用口，要排除心中的杂念，专心致志，以保证意和气相随。由于五禽戏的动作各不相同，各有特色，如熊戏比较沉缓，猿戏比较轻灵，虎戏表现刚健，鹿戏则温驯，鸟戏比较灵活。因此在练功时，动作结合特点，要尽量自然舒展。

 专家小贴士

中医认为，类风湿性关节炎主要是脾肾不足而引起的，加上风、寒、湿邪闭阻经络，导致气血不通。气功正是通过心、身和息的调节，全面调整机体的机能，从而通经活络，健脾固肾，祛湿活血。而且，练气功还能陶冶情操、防病治病、益寿强身，对类风湿性关节炎的防治及康复非常有帮助。

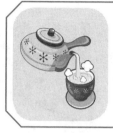

第四节

理疗：让治疗由外而内

熏洗：调经和络，祛风散寒

熏洗疗法是根据类风湿关节炎的特点，将中药方煮沸后所产生的蒸汽在肿痛关节处进行熏蒸洗浴、淋洗、浸泡的治疗方法。它是借助热力作用于机体，疏通腠理，调和脉络，使气血更加流畅，从而有效预防和治疗疾病，不仅操作简单，应用也比较广泛。

熏洗治疗可以调节人的全身生理和病理过程，有促进新陈代谢、血液循环的功效。中草药在经过加温后，伴随产生的热量作用于周身的肌肤，当周身毛孔扩张时，药物会进入体内，藏在关节、经络、骨骼的瘀血等病邪也会从毛孔透出，机体功能从而得以恢复。

当药物和蒸汽作用于类风湿关节炎的病变部位时，皮肤温度的升高，会使局部的微小血管扩张，血流速度加快，改善血液和淋巴液的循环，新陈代谢速度加快，细胞也变得更有活力，在这样的环境下，瘀血和水肿更容易消散。

虽然熏洗时间较短，却可以产生长久的作用，因此是内病外治、祛风散寒、活血化瘀、通经活络的良方。

常用的熏洗处方：

1 四枝汤

取桑枝、桃树枝、槐树枝和杨树枝各300克，加适水量煎煮，然后将汁液倒入容器内，熏蒸身体或患处，待汁液凉后擦洗受累的关节，每日可以进行1～2次，每次30～45分钟。

2 四生细香汤

取生川乌、生半夏、生草乌、生南星、细辛、乳香、透骨草、露蜂房、没药、白芷各15克，威灵仙30克，冰片9克（后下），煎汤后熏洗，每日可进行2～3次，每次30分钟左右。

半夏

3 五树汤

柳枝、槐枝、桑枝、椿枝和桃枝各30～50克，将药物锉细，加入麻叶1把、3000毫升的水，煎至2000毫升时，过滤去渣，淋洗患处。患者要注意在洗毕后及时擦干，不可以受风。

4 灵甘汤

取威灵仙、甘草各200克，加入水后煎取药汁，然后熏洗患处，每日进行1次，每次1小时。

5 海灵汤

取海桐皮、威灵仙、制二乌和片姜黄各20克，五加皮、透骨草、白芷各15克。将所有药物研成末，用纱布包成药包煮沸，熏洗患处，每日1次，1次为45分钟。

6 制皮汤

制草乌、制川乌各取15克，海桐皮、五加皮、细辛各20克，艾叶、透骨草、络石藤、刘寄奴各30克。将所有药物加入适量水煎，趁热熏蒸，然后用汁洗患处，每日可进行2次，每次30分钟。

7 丹玄汤

取丹皮、玄胡、五加皮各20克，黄柏、白芷、连翘、蒲公英、生苍术各15克，将药物加入适量水后，煎成药汁，熏洗患处，1日1次，每次30～50分钟。

8 群英汤

生川乌、生草乌、白芷、乳香、细辛、没药各12克，透骨草、忍冬藤各30克，威灵仙60克，防风、红花、独活、羌活、桂枝各9克。将所有药物加适量水煎成药液，熏洗患处，1日1次，每次20～30分钟。

患者进行熏蒸时，要注意补充水分，洗患处时不要被药汁烫伤，同时也要避免被蒸汽烫伤，洗后要及时擦干，注意保暖，所有药汁不能用于内服。熏洗治疗虽方便可行，但并不适合所有患者，类风湿性关节炎同时伴有重症高血压、重症贫血、结核病、心脏病、重症精神病等，或是患类风湿性关节炎的孕妇，一定要禁用此法。

热熨：散寒祛邪、行血消瘀

热熨法主要是通过热作用和药物作用进行治疗，它可以在一定部位上来回移动。人体越能忍受高温，热的作用就越明显，对药物作用的发挥也更有利。这种方法能够加速局部的血液循环，使局部肌肉松弛，从而起到舒筋活络、行血消瘀、散寒祛邪、缓解疼痛等作用。而且根据不同的病情，可以加入不同材料进行熨烫。药性通过热力直接进入病变部位产生作用，可以使局部药力加强的同时，有效避免全身出现不良反应，尤为适合类风湿性关节炎病人。

方法一

取约500克的大粒青盐，放入锅内用大火爆炒，直到其发烫，取出装入准备好的布袋内，扎紧袋口，然后把盐包放在患部进行熨烫。刚开始由于盐粒的温度较高，所以要快速移动，待温度下降后再缓慢移动。每次进行约30分钟，每天可以进行1～2次。当盐包不热的时候，换备用盐包。

方法二

将500克的青盐、120克的小茴香放入锅中炒，待青盐变成泛黄褐色时取出青盐和小茴香，迅速装入准备好的布袋内，然后热熨于患处。每次半小时，每日进行2次。

方法三

取适量生姜、葱白、盐、醋，一起入锅炒后迅速装入布袋中，熨烫患部。药冷后更换药包。每日1次，每次30分钟。

泥疗：改善血液循环、调节神经功能

对于类风湿关节炎的患者而言，湿泥疗法既实惠又有效，是一种很神奇的治疗方法。只要把泥敷在患病的部位，或是把整个身体卧在泥中，就能起到治病的作用。

许多人认为泥巴是一种不卫生甚至有害的物质，实际上正相反，它含有许多有机物和无机物，还有许多无害的生物，能够帮助机体恢复功能。皮肤吸收了泥中的二氧化碳、氮等气体之后，呼吸和循环中枢受到刺激，呼吸会加深加快，从而改善血液循环。而泥中的钙、硅、镁、钠等物质，能够有效调节植物神经（自主神经）功能。所以，湿泥治疗法是一种辅助治疗类风湿性关节炎的极佳方法。

那么，应该如何将各种泥进行分类、选择并使用呢？

1 天然泥治疗法

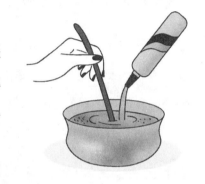

天然泥不是单纯的源于自然，它是选取一定的淤泥、腐殖泥、井底泥、池塘底泥、泥煤，挑拣其中的杂质，加入适量冷水调和而成。

采集黏土后，先把黏土放在太阳下晒干，然后粉碎，挑出大颗粒、石子和沙粒等杂质，用筛孔直径为2～3毫米的筛子筛掉小的杂质，最后用水调和。里面不需要加入药物，也无需加热，可以直接使用。如果是做成敷在患处的黏泥饼，需要把泥调制成软膏状；如果是用于黏泥浴，可以调拌成稀泥浆状。

2 药物泥治疗法

药物泥是将药物粉碎成极细的药面，撒入泥中，或是将药物做成药液，然后放入泥中调匀。选择药物，以祛风除湿、强筋健骨为首要原则，根据患者的病情而辨证选药，酌情进行加减。

3 热泥治疗法

将天然泥加热到一定程度就变成了热泥。热泥治疗法非常适合类风湿性关节炎属风寒湿的患者，或是有阴寒凝滞、瘀血阻络的寒证及虚寒证的患者。先取一定量的天然泥，用热水稀释，用热蒸汽蒸、电加热等方式加热到50～60℃，然后加入冷泥，温度为42～45℃时即成。加热时要注意，不能直接对天然泥进行加热，以免会降低天然泥的效力，而且加热的温度不要高于60℃，高温会杀死泥中的微生物，影响治疗的疗效。

泉水疗法：温经通络、刺激人体

泉水有很多种类，如果按照温度划分，通常可以分为温泉、汤泉、沸泉、冷泉、冰泉和寒泉等。如果是按泉水所含矿物质划分，又可分为食盐泉、矾石泉、朱砂泉、硫黄泉等。

泉水疗法对类风湿性关节炎的患者具有积极的治疗意义。有的泉水本身的气味甘平，饮之可以除痼疾。而温泉和汤泉等外浴泉水，由于气味辛热，则有愈病之效。泉水中所含的各种矿物质，对机体会产生各种影响，治疗也大不相同。而泉水的温度、水压等自然因素能刺激人体，温经通络，使气血流畅，令人的心情更加轻松舒畅，这些都能有效调节类风湿性关节炎患者的身心状态。

进行治疗时，病人可以根据自己的实际情况选择治疗地点，以仰卧的姿势浸泡在矿泉浴盆或浴池里，全身浸入时，泉水的深度以不会影响呼吸和心跳为宜。在全身浸浴时，类风湿性关节炎患者常可以用两种操作方法配合治疗：

1 进行浴中训练

肢体关节活动不方便的患者可以借助水的浮力，减轻自己绝大部分的体重，这样更易于肢体进行活动。全身浸浴非常适合进行肢体活动训练，如果患肢有严重的功能障碍，还可以使用健肢辅助自我治疗。

２ 进行浴中按摩

在全身浸浴时，还可以配合水下按摩进行治疗，但是这种治疗方式不适合兼有皮肤疮癣疾的病患。按摩时不妨使用质地柔软的毛刷轻轻刷摩患处，这样可以活血通络，令筋骨更加流畅。由于静水会产生压力，按摩者的手法要比正常的按摩手法要轻柔，浸浴按摩的时间，可以根据类风湿性关节炎的实际病情和患者的体质灵活安排。

专家小贴士

外治疗法是中医治疗中非常重要的一环。它可以使药物直接作用于病所，提高了药物的利用度和疗效，避免了药物对胃肠道和肝脏产生的不利影响，外治疗法还具有简便易行的特点。

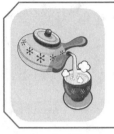

第五节 经络：

不吃药就能保健康的绿色疗法

推拿手法："八字诀"

推拿治疗时应该遵循由点及面、由轻到重、由慢而快、由短至长的原则。可先从主要患病部位开始，渐渐向周围的组织扩展；推拿的力道开始要轻，逐渐加重，以病人的承受力为度，切勿过度用力而造成骨折或软组织的损伤；推拿的速度应逐渐加快，尽量保证患者不会出现不适的情况。由于推拿的手法和熟练的程度直接关系到治疗的效果，所以，推拿时手法要尽量柔和、均匀、持久，轻而不浮，重而不滞，用力要柔和，要有节奏感。推拿的力量要根据类风湿性关节炎患者具体的体质、病情、部位等而制定。

利用推拿治疗类风湿性关节炎的常用基本操作手法有推、拿、按、拍打、搓、摇、捻和滚。

1 推

推分为指推和掌推两种。指推是用大拇指的指端，在一定的部位上使力，通过活动腕部和拇指关节，使推力能够持续地作用于穴位上。指推产生的刺激量比较适中，与皮肤接触的面积较小，全身各部穴位都可应用此法。掌推是用手掌作用在一定部位上，沿着一个方向做直线的推动动作，与皮肤接触的面积较大，也适合身体各个部位使用。

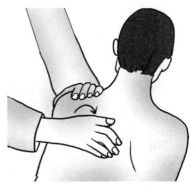

② 拿

拿的动作实际上等同于捏，是用手指使劲捏一定的部位和穴位。这种方法产生的刺激较强，经常和其他手法配合，作用于人体的颈项、肩部和四肢等穴位，对关节筋骨酸痛等症有效，可以有效祛风散瘀、通经活络、缓解痉挛等。

③ 按

按是用拇指或手掌根按压一定的部位，力道逐渐加深，深压而后捻动，作用一段时间后，可以通络止痛，放松肌肉，矫正关节畸形。这种手法会产生强烈的刺激。通常拇指按法可以适用于全身各部的穴位；而掌根按法多用于腰、背及下肢。

④ 拍

只要用手掌或握拳拍打人体的表面，就能帮助治疗风湿酸痛、肢体麻木、肌肉萎缩、肌肉痉挛等。拍打还能有效调和气血、强筋壮骨、消除人体疲劳等。

⑤ 搓

这种方法是两手掌面相对，夹住患者肢体的患病部位，来回进行搓动，动作要快速，移动时要缓慢，用力要柔和、均匀。可以通经络，调气血。

6 摇

这种方法适用于四肢关节，用一只手握住距离关节近的地方，另一手握住距离关节远的地方，慢慢回旋转动，手掌或手指要压住某个部位然后进行摇动。此法常用于治疗关节强硬、屈伸不利等症，其可以滑利关节、韧带及关节滑膜，增强关节的活动。

7 捻

是用拇指与食指做捻线的动作，做时用力要均匀，动作宜缓和。主要适用于四肢末梢的小关节。有疏通关节，畅行气血之效。

8 滚

掌指关节略屈曲后，用手掌背部靠近小指的部分，紧贴在治疗的部位上，有节奏地连续摆动腕掌，使手掌来回滚动。能够疏通经络，行气活血，舒展筋脉等。

推拿方法：坐卧推拿基本要领

了解推拿的好处和具体手法之后，可以配合穴位进行推拿。具体操作如下：

（1）患者仰卧，先用滚法，从肩部至腕部再到掌指，重点是在上肢的内侧，然后用拇指进行推摩；后用拿法，重点是在各个关节的周围；最后用指按，主要的穴位有肩内俞、手三里、曲池、少海、合谷等。指间的关节用捻法，各个关节配合做屈伸、左右旋转、牵引等辅助的动作。

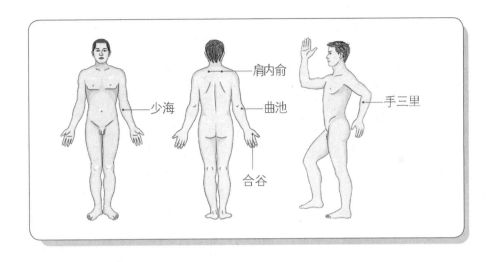

（2）患者仰卧，先用滚法，在下肢大腿的前部、内外侧经膝部和小腿施行。然后用推摩，双手拿法，在各个关节周围施行。用拇指按法，按鹤顶、膝眼、解溪、阳陵泉、足三里等穴。最后用滚法施于患者的足背和趾部；用捻法捻脚趾关节，踝关节配合屈伸、内外翻以及屈膝、屈髋、摇髋等辅助动作。

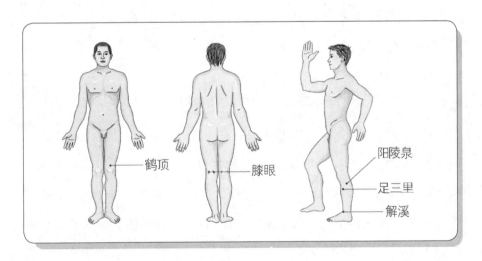

（3）患者俯卧，可以先用滚法，后用推摩法，施于患者的臀部、大腿至小腿后侧。然后先肘按环跳穴，指按委中和承山，同时拿昆仑

和太溪等穴；继而用摩法，进行调和；最后做"提腿"和膝关节向臀部屈伸等辅助动作。

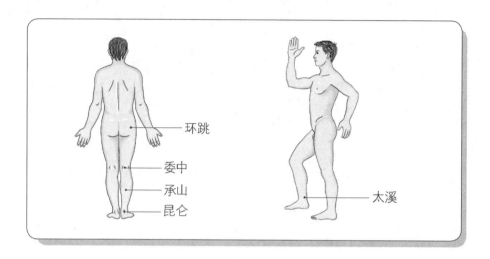

（4）坐位，施术者先将右脚搭在患者旁边，提起患者的上肢放在施术者的膝盖上，用滚法施于患者的前臂及肩部，着重在外侧进行。然后用摇法，环转摇动肩关节和腕关节各5次。最后是搓病肢，从上臂到前臂来回往返，拿肩井穴，以拍肩结束。

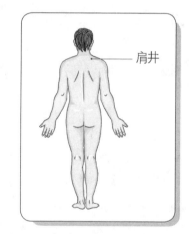

类风湿性关节炎患者需要注意的是：饭后1小时内、经期、妊娠期均不宜做按摩。同时患有心脏病、糖尿病和肾脏病的患者，按摩时间不宜过长，每次不要超过15分钟。患有严重心脏病、肝功能异常、癫痫的患者，需要配合其他的疗法。在按摩后的半小时内，患者必须饮用300毫升以上的温开水，有严重心衰、肾脏病和浮肿的患者，饮水不宜超过250毫升。有些类风湿性关节炎的患者在按摩治疗后，会出现发冷、低烧、疲乏、腹泻等全身不适的症状，或是原有病情反而加重，尿液颜色变深、气味更浓、大便变黑等情况，这些都是在按摩后会出现的正常反应，不必惊慌，只要坚持进行按摩治疗，症状通常会在数日后逐渐消失。

腕关节和踝关节的按摩之道

腕关节和踝关节都是类风湿性关节炎患者比较容易发病的部位，为了能有效防止局部病情发展，帮助关节功能及早恢复，可以在腕关节和踝关节附近选取穴位并在压痛点上进行按摩。

1 腕关节

【取穴】腕关节附近常取的穴位有外关、内关、阳池、阳溪和合谷等。如果伸腕功能障碍严重者应取外关和合谷为主穴，阳池、阳溪为辅穴；对于屈腕功能障碍明显的患者而言，主穴应取内关和合谷，大陵为辅穴。如果希望能增强同一部位的按摩效果，尽量减少机体的适应程度，可以再选一些相关的穴位，分成两组，交替进行。

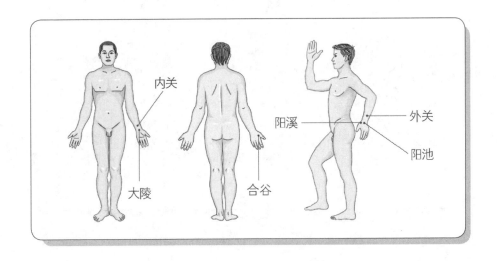

方法：腕关节部位最常用的方法是推法和按法。可用拇指指腹的部位或是掌根进行操作。在腕关节出现肿胀现象时，用拇指的指腹揉阳池穴，大约15秒钟后，再向外关穴的方向推，再揉外关穴15秒钟，反复做30~60次。合谷穴和阳溪穴也可效仿这种手法进行推揉。这样的按摩方式可以抑制炎症反应，有利于消肿。

腕关节功能有明显障碍的病人，应多在手腕横纹的中点处用按、揉手法，有舒筋活络的作用。急性炎症期时，按摩腕关节周围穴位的力量要轻，对慢性期功能有明显障碍的病人可以用较重的力量。也可以对未患病的侧腕关节进行保健按摩，预防发生病变。

2 踝关节

【取穴】踝关节周围常用的治疗穴位有丘墟、昆仑、悬钟、太溪、照海、商丘、足临泣、三阴交等穴。每次取3~4处穴位，每日按摩1~2次，为了增强按摩效果可以5天换1组穴位。

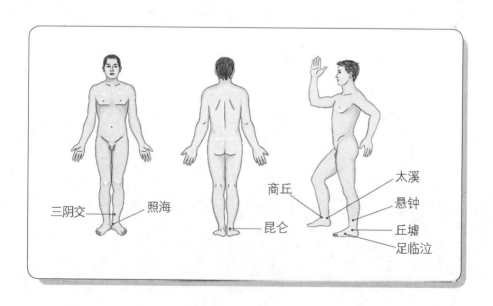

方法：患者坐或是卧，将患侧的下肢平放在床上。若患侧的踝关节肿胀，用拇指的指腹按揉足临泣，15秒钟后，循经推向丘墟，按揉后，推向悬钟，然后循经推向阳陵泉，每处均按揉15秒钟。重复做15分钟。能够起到通络健脾、消肿利湿的作用。如果踝关节内侧有明显的肿胀，则用拇指和食指同时揉捻太溪穴和昆仑穴15秒钟，再用大拇指的指腹向上推至三阴交，并按揉15秒钟，重复做15分钟。如果患者踝关节内、外侧均有明显的肿胀，可同时使用这两组穴位。

对踝关节周围穴位进行保健按摩会对类风湿性关节炎患者的功能恢复和病情起到积极的作用。可是要达到预期的效果，不仅要合理配穴，按摩的手法也要正确，力量也要适中。

艾灸：化瘀除寒的觉见灸法

类风湿性关节炎患者和家属如果能学会利用艾灸进行治疗的方法，通过活血化瘀、温热除寒调治疾病，还可以节省治疗的费用，极大地方便患者。艾灸既可以作为治疗，又能保健，病人可以坚持进行。

艾灸治疗常用的穴位在上肢可选用肩髃穴、外关穴、曲池穴，下肢可选用环跳、丘墟、足三里等穴，除这些以外，四肢和腰部的痛点也可以作为艾灸的部位。在皮肤的疤痕处不宜使用艾灸。

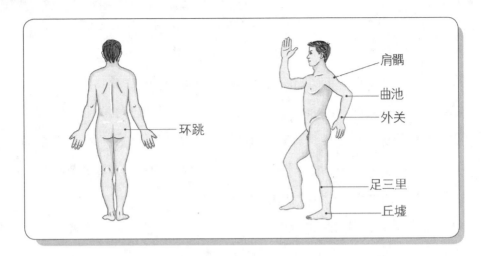

常用的艾灸治疗方法主要有四种：

1 温和灸或雀啄灸

选取好穴位后，每个穴灸15~20分钟，每日灸或隔日灸1次，10次为1个疗程。

2 隔姜灸

用如黄豆大小的艾炷，在每个穴为上灸3~6壮，每日灸或隔日灸1次，10次为1个疗程。

3 无瘢痕灸

用如麦粒大小的艾炷在每个穴灸3~6壮，每日灸或隔日灸1次，10次为1个疗程。

4 瘢痕灸

艾炷可如黄豆小，或是如麦粒大，每个穴10~20壮，每日1次，3次为1个疗程。患者和其家属在瘢痕灸时要小心操作，注意安全，建议在医生的指导下进行，以免对身体造成烫伤等伤害。

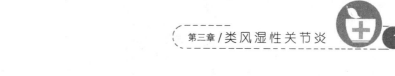

拔罐：祛邪扶正，帮助康复

拔罐是我国民间常用的祛除风寒湿邪的方法之一，它可以祛邪扶正，疏通人体经络，对类风湿性关节炎的康复非常有帮助。患者可以自己进行或是由家属帮助治疗，常见的拔罐方法有：

1 拔火罐

拔火罐可以选取大椎穴为主穴，腕关节和指关节有病变的患者可取肩髃和外关为辅穴，踝关节、蹠趾关节病变患者取委中、承山、跗阳穴为辅穴。

在选取的穴位上可以用闪火法进行拔罐，停留15～20分钟。在起罐后，如果穴位处出现青紫的颜色，可以加拔血海穴，起到活血化瘀的作用；如果穴位处的颜色浅而淡，可以加拔足三里，有调补气血的作用。每日1次，隔日进行，在10次之后应休息2天。

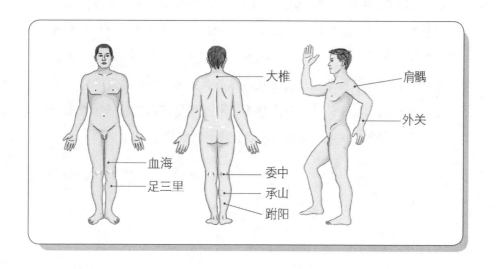

2 刺络拔罐

刺络拔罐需要用针先叩刺皮肤，可以购买市面上的梅花针或是自制梅花针，用其叩刺脊柱两旁的皮肤，力道需轻，使皮肤潮红但不流血为宜，再拔火罐。每周可以进行2次，10次以后患者休息2天。

3 拔药罐

药罐中的中药可以自制，配方为：白酒500毫升，内浸当归、川乌、桑寄生、五加皮各15克，红花30克。拔罐前先把中药汁涂在疼痛的部位上，再拔火罐，留罐时间为15～20分钟。每日进行1次，10次以后患者要休息2天。

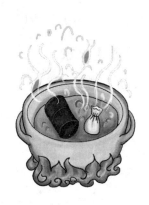

 专家小贴士

按摩又被称为"推拿"，是一种简单的传统保健方法，其能够畅气血、祛风除寒、舒筋活络、消肿止痛、固本复原；通过刺激类风湿性关节炎患者体表部位而有效改善血液和淋巴循环，增进局部营养，防止肌肉萎缩。在类风湿性关节炎的早期和恢复期，关节疼痛有所控制之后，进行自我按摩，对于缓解疼痛、肿胀，促进关节功能的恢复以及减少畸形有至关重要的作用。

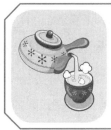

第六节　药疗：

类风湿关节炎患者必知用药常识

 散寒止痛，中药调理慢工出细活

在类风湿关节炎的早期阶段，选取中药时，要注意按照类风湿病的类型进行辨证选药之外，可以适当减少羌活、独活、川乌等祛风散寒止痛的药物，增加一些有活血化瘀、补益肝肾功效的药物，如鸡血藤、川芎、补骨脂、骨碎补、狗脊、金雀根和莪术等，帮助病人在早期阶段抑制关节滑膜的炎症，防止血管翳产生增生，骨质被破坏，及早控制类风湿性关节炎。

在类风湿性关节炎中晚期，滑膜炎形成了规模，血管炎和肉芽组织出现，形成了血管翳，它们侵入到软骨与骨，使软骨与骨组织均受到严重破坏，形成纤维化和骨性增生。所以，这一阶段的治疗主要是抑制关节滑膜的增生，阻止骨质被破坏，应以中医治疗为主要方式。中医主张治疗上晚期类风湿性关节炎要采用补肾健脾、补气养肝、养血柔筋、活血祛瘀等方法，结合患者的具体情况治疗。同时，患者自身也应该有一定的认识：

（1）不管是汤剂，散剂还是丸药，患者要做好长期服中药的思想准备。类风湿性关节炎是一种难缠的疾病，有为数不少的中晚期患者有数年至数十年的病程，一旦间断治疗，功效更会微乎其微。虽然中药起效较慢，但如果遵循方法，持之以恒，经过一段时间之后，肯定会收到良效。如果病情变化反复，可以内服汤剂；如果病情尚且比较稳定，可以改服散剂或丸剂，但不能停止服药。

（2）选用补肝肾的中药，应在中医阴阳的基础上，多选用那些有补骨强筋作用的药物，如骨碎补、桑寄生、仙灵脾、牛膝、杜仲等，搭配鹿角粉（片、胶）、龟胶、阿胶等，有效兼顾补肾和强筋。

（3）活血化瘀，通络祛邪是必不可少的。活血化瘀祛邪的常用中药有红花、制南星、白芥子、皂角刺、露蜂房、晚蚕沙、全蝎、蜈蚣和穿山甲等。注意用药不要过甚，食用虫蛇类药时，可以研成粉放入胶囊，在饭后吞服，疗效会更好。

（4）对丸药和膏方要有耐心。在类风湿性关节炎的中晚期，不仅病程会很漫长，病情也反复不定，发作、缓解交替出现。缓解时，关节会有一定程度的肿胀、疼痛、僵硬和强直，但是大多没有发作期时明显，主要的表现是患者四肢肌肉有萎缩无力感。这个时候，患者可以内服丸药或散剂（冲剂），如六味地黄丸、益肾蠲痹丸等。如果是在冬季，用药需要针对肝、脾、肾的亏损，气虚血衰，瘀血痹阻于关节骨骼等问题，为避免使患者出现乏力、消瘦、腰膝酸软和关节畸形等症状，故需要内服补肾养肝、壮骨强筋、益气健脾的膏方。

 ## 各有千秋，中西结合双管齐下

治疗类风湿性关节炎时，将中西医完美结合到一起是我国医学的一大明显优势。中西医治疗类风湿性关节炎时各有千秋，因此在制定治疗方案时，尽量做到趋利避害，可以提高临床疗效。

采用中西医结合治疗类风湿性关节炎，至少有两个好处：

1 防止疾病破坏关节滑膜

到目前为止，尚没有能最终阻止类风湿性关节炎侵袭骨质的西药，一般的西药都是缓解疼痛，而中药却可以防止类风湿性关节炎对关节滑膜和骨质进行侵袭和破坏，有助于改善关节功能。西药治标，而中医是治本，它主张用补肝益肾、强壮筋骨、活血化瘀的方法进行治疗，立足于标本，而且重在治本，主要就是阻止对骨质进行破坏。所以，中西结合的治疗可以标本兼治。

2 中药可以减少西药的毒副作用

用于类风湿性关节炎治疗的西药，大多都有一定程度的毒副作用，它们有些甚至会使患者被迫停药，不得不中断治疗。而采用中西医结合治疗的方法，则从健脾和胃、补益肝肾和养血益气入手，能有效地降低毒副作用的发生，从而减少药物对内脏造成的损害，使治疗得以继续，而且中药治疗常讲求抗虚劳，补气益气，增强体质，类风湿性关节炎患者体质有了提高之后，对药物不良反应的耐受性也会增强。

服西药后，患者可能会出现恶心、呕吐、胃痛等症状，或是反映出西药对肝、肾、骨髓和造血系统的不良影响，中药的不良反应相对较小，还可以起到预防这些不良反应的作用。病人和家属可以预先选服可以健脾和胃、补骨生髓的中

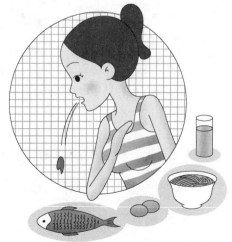

药，如果副作用已经出现，也可以根据不同症状分别用药。

对有恶心呕吐、胃脘疼痛不适反应的病人，可以选用香砂养胃丸、胃苏冲剂、人参健脾丸等中成药。如患者出现血细胞和血小板下降，可选用补中益气丸、养血饮等中成药。

一旦患者被诊断出患有类风湿性关节炎，就可以使用中西医结合治疗的方式。最理想的治疗效果是能抑制住炎症，防止关节发生损伤，保护关节功能，有效阻止病情继续发展并让患者的生活质量有所提高。

西药：治疗类风湿关节炎的3类西药

治疗类风湿性关节炎的西药有很多，大致可分为三类：

1 抗炎类药物

主要包括水杨酸类，如阿司匹林和其他非甾体类的抗炎药，如消炎痛（吲哚美辛）、扶他林（双氯芬酸）、布洛芬等。这些药物是治疗类风湿性关节炎的首选，主要作用都是消炎止痛。它们可以在抑制类风湿性关节炎急性炎症反应时迅速消炎镇痛，效果要比中药快。患者可任选其中的一种。食用后，不良反应大多会出现在胃肠道。

2 缓解症状药

这类药主要是改变病情，包括：

1. 金诺芬

它是一种口服的片剂，每日吃2次，每次服用3毫克，服用后可以改善早期类风湿性关节炎患者的症状，通常3～6个月会起效。它是一种比针剂更安全、更方便的制剂。不良反应主要是其会在人体内蓄积，白细胞受到影响，引发蛋白尿。需要服用者定期复查尿常规和肾功能。

2. 氯 喹

它是抗疟的药物，每日可服用25毫克。1~3个月后会出现疗效。患者在服药之前，应该先做眼科和心电图检查。因为它会影响患者的视力，造成视力模糊，极易引起视网膜病变和心功能不全等，还会造成恶心呕吐、食欲不振等。

3. 硫唑嘌呤

每次服用50毫克，每日2次，当病人症状有所好转之后，可以逐渐减量，服用原来剂量的1/3~1/2，3~6个月或更长时间见效。患者可能会恶心呕吐、皮疹、肝损害、黄疸、白细胞减少等。在用药期间病人应该定期检查血、尿常规和肝、肾功能。

4. 环磷酰胺

每次服用50毫克，每日2次，可以口服，或者是取0.2克加入10~20毫升的生理盐水中，静脉注射，每周1次，待症状有所好转后改为口服。通常病情可从第6周开始好转。待好转后，维持量降低为原剂量的1/2~1/3，需要服用3~6个月或更长的时间。产生的不良反应主要有恶心呕吐、脱发、白细胞、血小板下降，还可能有血尿、闭经或精子生成缺陷等，同硫唑嘌呤相比，环磷酰胺的不良反应更多，而且比较严重。

5. 青霉胺

刚开始服用时，剂量需稍小一些，每日服用0.125~0.25克，在2周后，增加药量，每日达到0.25~0.75克。如果患者服药半年后，仍然无效，需要停服。如果效果较好，可以慢慢减少药量，恢复为每日0.125

克。此药毒性较大，而且起效慢，通常在6周后起效，服用时要以小剂量的形式逐渐增加。不良反应有白细胞、血小板降低，发热，胃肠道功能紊乱，出现皮疹，常见斑丘疹或是多形皮疹，在停药后，对症处理即可痊愈。条件允许的患者最好每2周复查血、尿常规和血小板。当白细胞低于4×10^9/升，血小板少于80×10^9/升，或尿蛋白每日超过1克，或是出现血尿的情况，要立刻停止服药。

6. 柳氮磺胺吡啶

柳氮磺胺吡啶能减轻类风湿性关节炎的疼痛并消除关节局部炎症，改善晨僵。服用初期每日的剂量为0.5克，每周增加0.5克，直至每日的计量为1.5～3.0克。不良反应主要发生在胃肠道和中枢神经系统，表现为恶心、呕吐、头痛、腹泻、皮疹、肺炎、抑郁、男性不育等。服用肠衣片后可能会减轻胃肠的不适症状。服用柳氮磺胺吡啶还会造成粒细胞减少、血小板减少、溶血性贫血等。

7. 甲氨蝶呤

甲氨蝶呤被认为是目前治疗类风湿性关节炎功效最显著的药物，有利于患者控制早期病程的进展。开始时可以使用5～10毫克的甲氨蝶呤，每周服用1次，或是从2.5～5.0毫克/周开始，然后逐渐加量，每周最大的剂量不能超过30毫克，通常在3～12周后会见效。比起其他缓解症状的药物，甲氨蝶呤的毒性较轻，适用于长期治疗，而且更具有耐受性，比较常见的不良反应有恶心、腹泻等胃肠道的症状，还有肺炎、脱发、转氨酶升高、肝纤维化和血液学异常等。但是大多数的不良反应程度都比较轻而且时间较短，不需要患者中断治疗。不过，长期服用甲氨蝶呤的患者需要注意，甲氨蝶呤及其代谢产物主要是从人体的肾脏排出，因而会对肾脏产生一定的损害。

3 肾上腺皮质激素类药物

这类药物主要的目的是止痛、消炎，并不能有效抑制病变的发展，如果长期服用，会产生较多不良的反应。这类药物适合尝试多种药物但均无效果、病情危急时或并发症较多的患者，尤其适合严重顽固的病例应用。常规的用量是每日服用1次泼尼松，每次口服5～10毫克，或是每日服用1次地塞米松，每次0.75毫克，在症状有所改善后逐渐减量直至停服。

由于现有的单一药物都是"偏安一隅"，不能使炎症长期得到完全控制。所以西医主张在治疗上将这三种药物联合使用，让它们可以尽可能地减少相应的剂量，不良反应出现的程度也因此而减小。不过，在联合使用药物时必须要合理选用，临床上，选择的药物尽量不是同种类的，如果药物有相同的毒副作用，要避免合用。

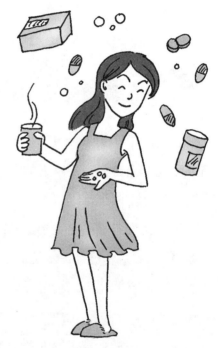

 专家小贴士

选药的关键是要使被选药物尽量能够在不同的环节上阻断炎症发展过程，从而改善病情并阻止关节被破坏，在剂量上最好能减少到最低的程度，这样不仅能获得疗效，更减少了副作用给患者身体带来的损伤。

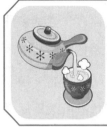

第七节

保健：类风湿关节炎的防治细节

如何预防关节功能不全

当类风湿性关节炎患者出现关节功能障碍甚至完全丧失功能时，所要承受的痛苦无疑是巨大的，给家人也带来了沉重的负担，所以一定要避免出现这种情况。

但是在临床上不乏见到这样的现象：有的患者虽然已经患有类风湿数年，X线片上已经提示关节出现严重的病变，但是功能却未受到任何影响。而有的患者，关节破坏并不严重，但是大部分功能都已经被破坏，这是什么原因造成的呢？

我们都知道，类风湿性关节炎的患者不仅会感到关节肿痛，功能也受到限制，而且肿痛并非在短期内能够治愈。而如果关节长时间固定在一个姿势，功能受限的出现几率会大大增加，加上关节破坏，极有可能会导致残废。所以，只要不是处于严重肿痛的时期，患者最好时刻注意保持关节的功能，用功能锻炼的方式预防关节功能不全。

尤其是亚急性和慢性期的类风湿性关节炎患者，为了防止或减轻关节功能障碍、骨质脱钙和肌肉萎缩，关节活动锻炼进行的越早越好，不要总是静止不动，要用积极的心态恢复关节功能，那么出现奇迹也未尝不是可能的。

多晒太阳：消炎、镇痛、活血化瘀

类风湿性关节炎病人在日常生活中应该多到户外晒晒太阳，让体表的皮肤和关节尽量能够直接接触到阳光，如果能按一定要求进行系统性的照射，可以帮助治疗疾病，使身体更加强健。

万物生长靠太阳，人体与太阳有着密切的关系。正常人如果能适当晒晒太阳，可利用日光中的紫外线来增强机体的免疫力，增强抗体，促进维生素D的合成，防治佝偻病。太阳中的可见光可以加速人体的新陈代谢，调节免疫功能。红外线可使温度增高，加快代谢活动；晒太阳还能消炎、镇痛、活血化瘀。

类风湿性关节炎患者在照射前要准备好白色布单、遮阳帽、太阳伞、太阳镜、治疗床、卧垫和日照计。选择的地方应该是空气清新、没有污染的场所，如公园、草地、河边、沙滩，活动不便的病人也可以在空气流通、干燥向阳的阳台进行。

日光浴可以分为局部照射和全身照射。局部照射是太阳只照射某一部位，用白色布单遮盖住不被照射的部位；全身照射是指裸体进行照射。照射时应按照一定的顺序进行，坐位时先从后到下，照射背部与下肢，后由下到上，照射腹部与上肢；而卧位时先俯卧，然后从左侧，到仰卧，再到右侧。

照射的时间通常是在上午的9～11时，下午的3～5时，夏季宜在上午进行，开始时每日照射5分钟，每天逐步增加3～5分钟，1周后，每天照射的时间约为半个小时。如果患者感觉良好，可以隔日增加5

分钟，达到每日1小时。在空腹和饭后不要马上进行日光浴，饭后1小时是理想的时间。冬季时适合下午进行，进行的时间可以相应延长一些。

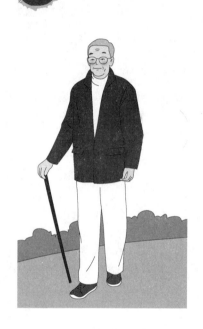

 专家小贴士

类风湿性关节炎患者在进行日光浴时，大多采用局部照射的方法，可以选用光线较强、温度较高的日光进行照射。如果患者有活动性的肺结核、心衰和发热性疾病，应该禁止进行。如果患者有条件，可以选择地面较高的环境，地面越高，大气越稀薄，所含的尘埃和烟雾也相应减少，因此高处比低处的日光要强，含紫外线更多。如果患者有全身不适的情况，并且出现疲劳、失眠、食欲不振、皮肤红肿等现象时，应暂停或停止。

心理呵护：类风湿性关节炎患者的良药

当家中有患类风湿性关节炎的病人时，家属应该及时注意病人的心理问题。由于类风湿性关节炎的病程较长，疾病反复发作，患者不仅需要家人的精心照顾，更需要心理受到呵护。类风湿性关节炎患者在疾病长期折磨和药物不良反应的双重打击下，心理经常会出现障碍。因为长期治疗给患者家庭所造成的经济负担，和患者本人对疾病预后所知甚少，常常让患者的思想进入"死胡同"，认为自己患了不治之症，而消极地面对治疗，甚至产生轻生的念头，所以，使类风湿性关节炎病患者保持健康的心理，对治疗、预后、未来生活有着重要的意义。

家属平时要多注意自己的言行和态度，尽量不刺激患者，和患者相互信任。在护理的过程中，多留心观察病人的语言、表情和姿势等，以便充分了解病人的心理状态，多从病人的角度考虑问题。

在精神上多支持病人，让病人明确为什么会患病、会有哪些临床表现，对病人解释病情发展和治疗的规律性。许多病人会害怕、悲观，仅因为自己对疾病没有一定的认识，如果家属能在精神上安慰和支持病人，帮助病人树立战胜疾病的信心，减少悲观和恐惧心理，使他们保持良好的心理状态，积极地配合治疗，对病人的病情将有巨大的帮助。

家属可多和病人交谈，用说服和开导的方式，消除病人的种种疑虑。注意不要让患者产生负面的心理，要正视现实，完成适应性的训练，逐步实现康复计划。

家属可以让病人多参加一些群体性的活动。这样更有利于患者接受积极的暗示，在群体中忘记自卑和孤独，从而提高患者在社会的适应能力。

 专家小贴士

　　类风湿性关节炎患者适度参加娱乐活动对疾病的康复有很多益处，内容丰富的娱乐活动不仅可以使患者拥有良好的心情，转移患者对疾病的注意力并减轻由疾病带来的心理压力，还能帮助患者重新面对生活，保持良好的心理状态，抗击疾病；娱乐活动有助于增进患者的人际交往，使其与社会环境之间维系正常的关系，克服避世、孤僻等心理。

第四章

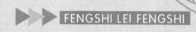

FENGSHI LEI FENGSHI
JU JIA TIAO YANG BAO JIAN BAI KE

系统性红斑狼疮

　　提起系统性红斑狼疮，人们谈之色变，避之不及。那我们究竟应该怎样做才正确呢？就让我们从了解它的症状、危害、误区以及在日常生活中如何吃得合适、做得恰当等这些细节问题入手吧！

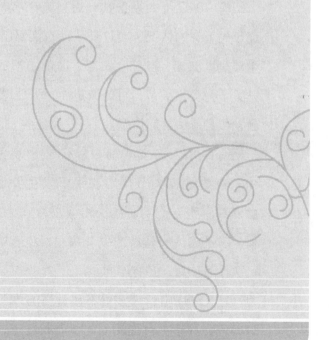

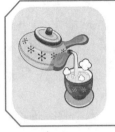

第一节

识病：解密系统性红斑狼疮

 症状：一看便知有没有

1 伤不起的关节痛

有90%以上的系统性红斑狼疮患者都有关节痛、关节炎的情况，而且是就诊的首要症状。主要是以膝部、腕部、踝部、肘部、指部和趾关节为受累关节，可为游走性。少数患者会发生关节畸形的情况。

有的病人在发病前数年已经出现关节痛，有的是在关节周围软组织发生肿胀，会触痛和有积液产生，症状和急性关节炎表现十分相似。有的病人有较长的关节病程，也有的病人只在短时出现，或者是一次性关节痛，各有不同。

在X线片中，大多看不到骨质的改变和关节畸形。说起系统性红斑狼疮，许多人首先想到的便是长红斑，其实，关节疼痛才是第一症状。有些患者的皮肤表面甚至不会出现症状，而是仅在身体上出现不适，结果把自己的关节疼痛归结为劳累或者是骨关节炎，延误了病情的治疗。

❷ 讨厌至极的蝶形红斑

系统性红斑狼疮患者尤其是女性患者，脸上会出现蝶形的红斑，既影响了美观，又让人束手无策，苦不堪言。

有近一半的系统性红斑狼疮患者会在面部产生蝶形的红斑，它是此病比较典型的表现。在急性期，多位于面部，不会累及到鼻子和唇沟。红斑多为鲜红色，通常是扁平或是高出皮肤，有如同鳞片状的皮屑脱落，严重的患者还会有水疱、皮肤萎缩和色素沉着的情况发生。对于系统性红斑狼疮的患者而言，除了面部出现蝶形红斑之外，有80%以上的患者都会有不同程度的皮肤损害，这是复发的早期症状，大多数会在阳光或紫外线照射后出现。

❸ 莫名的高热

系统性红斑狼疮是由于免疫功能异常而导致，因此人体产生许多表现，其中，就有作为致热源而使机体发热的情况出现。有3/5的系统性红斑狼疮病人都会出现发热，而且大多数的病人是高热，约1/5的病人则表现为低热。许多病人的首发症状就是发热，但却原因不明。当一个年轻的女性在较长时期有不明原因的发热症状，并且伴有关节酸痛、肿胀、皮疹等，就要提高警惕，因为这些很有可能预示患了红斑狼疮，要到医院请专科医生进行详细检查，看看自己有没有存在各种抗体，进行确诊。

不过，发热常常说明系统性红斑狼疮的病情还在活动期，只要采取有效措施，及时进行治疗，还是能够控制病情的发展。系统性红斑狼疮引起的发热有一个与众不同的特点，那就是在使用糖皮质激素以后，能快速退热，体温恢复正常，而停用激素后，体温又会回升。但是，对于长期大量使用激素的病人是个例外，使用激素之后也会出现发热，这时要注意病人是否出现感染的情况。因为使用激素也会抑制人的免疫力，从而降低人体抗病和抵抗细菌感染的能力，细菌可能会乘机感染机体，最常见的是肺部感染，患者尤其要当心感染结核杆菌，及时使用合适的抗生素进行治疗，以免病情发展危及生命。

4 毛发掉落的悲哀

患有系统性红斑狼疮的病人常会伴有毛发的脱落，不仅会在皮疹部位引起毛发掉落，还会在其他部位出现毛发掉落的情况，包括头发、睫毛、眉毛和体毛等，都可能会脱落。

头发的掉落通常有两种表现形式：一种是弥漫性脱发，表现为残留的头发比较稀疏，头发失去光泽或是呈现枯黄色，而且又干又细，很容易折断，头发稀少或呈斑秃；另一种是脱发多集中在前额的地方，头发也比较稀疏，呈枯黄色，而且容易折断，头发的生长还会出现长短不齐的情况。

由系统性红斑狼疮而引起的脱发和我们平常所说的"脂溢性脱发"完全不是一回事，病理的基础也不同。狼疮性的脱发主要是因为皮肤下的小血管有炎症，对发囊的营养供应产生障碍，从而影响了毛发的生长。有的系统性红斑狼疮病人首要的症状就是脱发，因此将其作为判断系统性红斑狼疮发病的表现之一。

对毛发的观察还可以知道系统性红斑狼疮的情况，在病情有所控制后，毛发可以再生长。如果病人再出现脱发，很可能是预示着疾病的复发，要引起足够的重视。

5 出现瘀点和青斑

在一些系统性红斑狼疮患者的双手和双足可能会出现大量的瘀点，这是因为免疫复合物聚积成的大分子堵住了微小血管，从而引起栓塞性小血管炎和末梢坏死性小血管炎，它们表现成瘀点，并且使患者的指端和趾尖产生凹陷、溃疡和坏死的情况，还有极少数会引起足背动脉闭塞性脉管炎，令患者产生剧烈的疼痛感，苦不堪言。

患者的双腿有时还会出现网状的青斑或是片状的青紫斑。产生鱼网状青斑的主要原因是皮下组织中央微动脉产生痉挛，皮肤因为缺血而变白，而呈树状分枝的毛细血管引起的青紫围绕着中间缺血的区域。网状的青斑在大腿的内侧最为常见，小腿内侧、上肢、躯干和手也可见到。

常与网状青斑同时存在的是在患者腿上出现片状的紫斑，其产生主要是由于皮肤小动脉坏死性血管炎或是由于血小板减少而引起了皮下出血。片状紫斑在小腿上比较多见，在大腿和上肢也能见到。

病因：为什么会患系统性红斑狼疮

本病发病机理不清，病因尚不明。目前公认本病系自身免疫病，并非单一因素引起，可能与遗传、环境、性激素及免疫等多种因素有关。通常认为具有遗传背景的个体在环境、性激素及感染等因素的共同作用或参与下引起机体免疫功能异常，导致系统性红斑狼疮的发生和进展。

1 环境因素

环境因素是直接诱发红斑狼疮的病因，包括化学方面和物理方面。化学因素如药物，有一些药物可以引起药物性狼疮和加重红斑狼疮。物理因素如紫外线照射。

2 感染因素

在系统性红斑狼疮患者的肾小球内皮细胞和皮损中找到包涵体及类包涵体物质，血清中抗病毒抗体增高，系统性红斑狼疮动物模型小鼠组织中可分离出慢病毒，并在肾小球内可测得此种病毒相关抗原的抗体。有人认为红斑狼疮的病因与链球菌或结核杆菌感染有关，但在病人中未得到证实。

3 遗传因素

据调查黑人亚洲人患红斑狼疮高于白人，有红斑狼疮家族史的发生率可高达 5%～12%，同卵孪生中发病率高达69%。遗传是红斑狼疮发病的重要因素，具有红斑狼疮遗传因素的人，一旦遇到某些环境中的诱发条件，就会引发本病。

4 内分泌因素

红斑狼疮多发于育龄妇女，在儿童和老年患者中几乎无性别差异。男性的睾丸发育不全患者常发生红斑狼疮，在红斑狼疮患者中无论男女均有雌酮羟基化产物增高。提示雌激素在发病中有影响。

 ## 危害：勿让健康"后患无穷"

危害1：对心脏造成损害

在患有系统性红斑狼疮疾病的患者中，大约有1/4的病人患有心包炎，其次为心肌炎、心内膜炎，甚至会出现心力衰竭。有的病人症状较轻或是没有表现，症状明显者则会有心前区疼痛和胸闷的症状出现，有一时性心包磨擦音，在临床上可能不会及时发现。做心动超声图或是B超和X线胸片需要患者做常规的检查，可能会显示有心包积液的情况。

通常，患者仍然可以进行适当的活动，如果是有大量的心包积液、心力衰竭患者应该卧床休息，当呼吸有困难时，最好取半卧位，并给予吸氧。要密切观察患者的脉搏、血压、呼吸变化，一旦出现紧急情况要立即送入医院。

危害2　出现肺损害

许多系统性红斑狼疮病人会因病而对肺部造成损害。在照X线胸片时，两下肺基底段有点状的小结节影和条索或网状的阴影，它们是间质性的改变，而且大多没有明显的症状。

胸膜炎大多没有明显的症状，只有在B超和X线胸片中会发现少量到中等量的胸腔积液，有时会同心包积液一起存在。

危害3　引发狼疮性肾炎

系统性红斑狼疮还会造成肾炎。在临床上，大约有3/4的病人都会出现肾损害，在尿检中有红细胞，白细胞，蛋白质，少数的病人有管型。通常，狼疮性肾炎在早期就会发生。病变可能会持续多年，产生广泛的损害，最后造成肾功能不全而变成尿毒症。

危害4　易造成淋巴、肝脾肿大

有一半左右的系统性红斑狼疮病人会在局部或是全身出现淋巴结肿大，在颈、颌下和腋下肿大比较多见，触摸比较柔软，大小不同，按压没有明显的痛感。许多病人会出现扁桃体肿大、疼痛，在抗菌消炎后，仍没有显著的效果，其实是因为系统性红斑狼疮的发作。

大约有1/3的病人会出现肝肿大的情况，但是系统性红斑狼疮并没有特殊的肝脏病变产生，极少的病人会引起黄疸和肝硬化。大约有20%的病人会出现脾脏肿大的情况。一般可以在B超检查中观察到出现增大的情况，有的病人是在体检中验出来的，而有的病人则是在肋下便可以触及已经增大1~1.5倍的脾脏，还有极少数的病人患有巨脾症。

危害5 造成脑损害

系统性红斑狼疮的神经系统损害表现多种多样。在精神病变方面，病人通常表现为精神分裂症反应，出现各种精神障碍，如失眠、烦躁、妄想、幻觉、猜疑、强迫观念等。

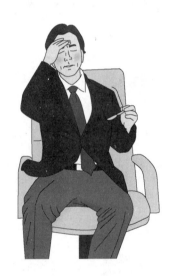

脑损害多见于慢性红斑狼疮的终末期或是红斑狼疮急性发作的重症病例。患者经常会头晕、头痛，脑电图会发现异常改变，在一些极少数的病例中，脑损害可以作为急发期首发症状出现。一般情况下，只要及时经过治疗，脑损害是可逆的，脑电图、脑CT扫描的异常改变也均可逆。

 ## 误区：拨开防治迷雾

误区1 系统性红斑狼疮会传染

与其他常见病和多发病相比，系统性红斑狼疮在日常生活中并不是很多见的疾病。由于病人相对稀少，很多人对这种疾病了解的并不多，总是很担心会传染。其实，这种担心是多余的，系统性红斑狼疮并不会相互传染。虽然，人们至今没有找到系统性红斑狼疮的病因，但是临床研究发现，其发生可能同遗传因素、人体内性激素水平高低、某些环境因素如感染、日光、食物改变和药物作用等有关。它们还可能和很多未知的因素共同发生作用，人体的免疫耐受性降低，免疫功能发生紊乱。尽管如此，它不像那些由各种病原体各种细菌、病毒、真菌和螺旋体等引起的疾病，具有传播性。与病人接触时，不需要过多的担心，也不需要隔离病人，系统性红斑狼疮患者在疾病缓解的稳定时期，可以同正常人一样，进行工作、学习，参与社会活动。

误区2　系统性红斑狼疮是一种皮肤病

有这样误区的患者，多半是对系统性红斑狼疮了解得不够多。

医学上将红斑狼疮分为盘状红斑狼疮和系统性红斑狼疮，盘状红斑狼疮属于皮肤病，会损害皮肤；而系统性红斑狼疮是属于非皮肤病，会累及身体多个系统，多个器官，还可能会损害血液系统，使白细胞和血小板减少。

误区3　红斑狼疮不会发生变化

红斑狼疮可以分为盘状红斑狼疮、深部红斑狼疮和系统性红斑狼疮，其中，深部红斑狼疮又被称为狼疮性脂膜炎，它是介于盘状红斑狼疮和系统性红斑狼疮中间的红斑狼疮。患者的皮肤会在真皮深层或皮下脂肪组织产生结节或斑块，大小和数目均不确定，表面皮肤颜色为正常或是为淡红色，质地比较坚实，并且不会移动。可能在人体的任何部位产生损害，比较常见的是在颊部、臂部、臀部、小腿和胸部。病症经过可持续数月甚至数年，比较缓慢，在治愈后会遗留皮肤萎缩和凹陷的情况。这种红斑狼疮的性质较不稳定，会发生转化，能单独存在，也可以在以后转化成盘状红斑狼疮，或系统性红斑狼疮，或是与它们共存。

误区4 系统性红斑狼疮不会影响怀孕

许多人将红斑狼疮看成是一种皮肤病，认为其不会影响怀孕，这种想法是错误的。红斑狼疮的患者，尤其是系统性红斑狼疮患者，绝不能在病情波动的期间怀孕，因为怀孕会导致病情波动性提高，继而加重患者的病情。女性患者可以在病情比较稳定的时候再考虑怀孕，最保险的时间是在病情稳定的1年后。如果患者同时患有心肌炎等疾病，需要先控制好心肌炎，因为怀孕会给孕妇的心脏增加负担；病情不是非常严重的类风湿患者，如果没有发现非器质性病变，一般情况下则可以怀孕。

 专家小贴士

红斑狼疮其实并不像一般人想得那样可怕，患者可以像正常人一样工作、结婚，在病情稳定之后也可以生儿育女，关键是最好能在早期发现。如果能发现得早，及早治疗，病变往往只会侵犯皮肤，不会损害到内脏，或是即使损害内脏，也是比较轻微，控制和复原都比较容易进行。

系统性红斑狼疮可以做血清蛋白检测，表现为白蛋白降低，球蛋白和总蛋白均有所增加。一些系统性红斑狼疮病人在检查时可能会有冷凝球蛋白，冷球蛋白血症比系统性红斑狼疮的临床症状要早许多年。

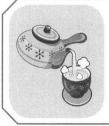

第二节

饮食：吃对健康百分百

 ## 系统性红斑狼疮患者的饮食原则

系统性红斑狼疮病人在日常饮食中应该注意的问题主要有以下四点：

1 多摄入高蛋白食物，多吃蔬菜

系统性红斑狼疮患者如果有肾脏损害，常会有大量蛋白质随着尿液排出体外，这种不受控制的"丢失"会引起低蛋白血症，所以，在饮食中必须补充足够的优质蛋白，患者可以多饮牛奶，多吃豆制品、鱼类、鸡蛋和瘦肉等富含蛋白质的食物。不过，食物的摄入量要适当，每人每天不要超过100克瘦肉，不超过2个鸡蛋。病人可以多吃一些新鲜的蔬菜，补充维生素，尤其是B族维生素、维生素C，它们

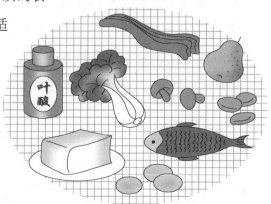

对防治红斑狼疮的某些症状大有裨益。

② 避免食用增强光敏感的食物

系统性红斑狼疮病人尽量要避免光敏感，在日常生活中不能食用或少食用具有增强光敏感作用的食物，如紫云英、无花果、黄泥螺、油菜以及芹菜等。有些食物在食用后应该避免阳光的照射，也需要注意。香菇、蘑菇等蕈类和某些食物染料和烟草有诱发系统性红斑狼疮的潜在作用，尽量不要食用或是少食用。

③ 低脂饮食

系统性红斑狼疮患者由于活动较少，消化功能比较弱，因此最好多吃清淡、容易消化的食物，少吃含脂肪较多的油腻食物，以免消化不良。

④ 低糖饮食

系统性红斑狼疮的患者通常会长期服用糖皮质激素，如果在饮食中摄入过多的糖类，极易引起类固醇性糖尿病和库欣综合征，所以要适当控制饭量，吃饭只吃七八分饱，少吃含糖量高的食物。

⑤ 避免含有雌激素的药品和食品

在饮食上，系统性红斑狼疮的患者要注意避免食用含雌激素的药品和食品，如紫河车（胎盘）、脐带、蜂王浆、蛤蟆油、某些女性避孕药等均含有雌激素。雌激素是诱发系统性红斑狼疮发病的重要因素之一。

⑥ 少吃肉类

狗肉、羊肉、鹿肉、马肉和驴肉等温热性的肉食不仅会使病人的内热症状更加严重，而且还有可能加重病情，因此要尽量少吃或不

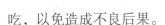

吃，以免造成不良后果。

其他

红辣椒、韭菜、海物、猪头肉、坏鸡蛋和变质的食物等也会造成难以想象的后果。患者同时要避免接触农药和化肥。在中医临床上发现，有很多系统性红斑狼疮Ａ患者在复发前曾食用过以上食物或接触过化学物品，因此推测狼疮复发和这些因素存在着一定的联系。

系统性红斑狼疮患者不宜盲目进补

系统性红斑狼疮病人的饮食安排可以结合临床辨证中虚实寒热和各种食物的属性进行，对症选用，还可根据现代研究中的人体代谢所需物质进行调配，有一半以上的红斑狼疮患者都有明显的肾脏损害，蛋白质常常从尿中大量丢失造成低蛋白血症、水肿，引起身体的很多病理，所以可以适当吃一些补肾的食物。但是，进补不是没有限度的。

几乎所有的保健品对系统性红斑狼疮病人都没有帮助，如西洋参、人参、绞股蓝及其复方制剂等，因为这些进补的"宠儿"中都含有人参皂甙，这种神奇的物质既能提高人体的细胞免疫功能，又能提高人体的体液

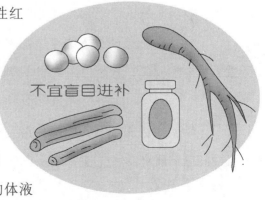

不宜盲目进补

免疫，有强身健体、延年益寿之功，但这些是对非系统性红斑狼疮病人而言的。对红斑狼疮病人来说，这些保健品会提高免疫球蛋白，令

免疫复合物增多，激活了抗核抗体，反而会使病情加重或是诱发红斑狼疮。

 ## 系统性红斑狼疮的"汤粥方"

✿ 三宝粥

【材料】扁豆50克，泡发的海带50克，鲜荷叶3张。

【用法】先将扁豆洗干净，水发海带和鲜荷叶切碎，备用；扁豆加水，煮到八成熟，放入海带和鲜荷叶，煮烂成粥即可。每日服用3次。

【功效】健脾和中，消暑化湿，泄热利水。适用于热毒炽盛型系统性红斑狼疮早期的患者，尤其适合低热尿少、便干胃口不佳者。

✿ 三宝汤

【材料】薏苡仁50克，嫩丝瓜1条，柴胡30克。

【用法】把柴胡放入锅中，加入水，煎煮后，去渣取汁；把嫩丝瓜去掉皮切成段；薏苡仁用柴胡汁煮烂加丝瓜煮5分钟即成。每日服用3次。

【功效】健脾渗湿，除痹止泻，活血止痛，清热解毒，适用于系统性红斑早期有发热或感冒的患者。

第三节

治疗：中西医结合疗效好

 辨证论治：中医治疗系统性红斑狼疮

中医认为红斑狼疮是由于个体先天禀赋不足，再加后天七情内伤，或日光照射，或饮食不节，而致阴阳气血失调，气滞血瘀，化热成毒，窜犯脏腑而出血。中医常将红斑狼疮辨证分为七大证型，分别是热毒炽热型、阴虚内热型、气阴两虚型、风湿热痹型、肝郁血瘀型、邪毒攻心和脾肾阳虚型，基本上包括了系统性红斑狼疮的急性活动期、稳定期情况和脏器损伤的一定情况。患者可以根据各症状的临床表现，分别采用不同的方剂。

1 热毒炽热型

【主症】面部或躯干、四肢斑疹鲜红，高热持续不退，烦躁，面赤，口渴，或狂躁谵语、神昏惊厥，或兼鼻出血，尿血，皮肤紫斑，小便黄赤，大便秘结，舌质红绛，苔黄，脉弦细数或滑数。

【功效】清热解毒，凉血消斑。

【方药】犀角地黄汤合五味消毒饮加减。

生地30克，赤芍20克，丹皮20克，金银花30克，连翘20克，蒲公英20克，地丁20克，野菊花10克，生石膏30克，紫草20克，玄参20克，白花蛇舌草30克，水牛角粉5克（冲）。

【加减】神昏谵语者，加安宫牛黄丸或紫雪丹；惊厥狂乱者，加羚羊粉、钩藤、珍珠母；鼻出血、肌出血者，加侧柏叶、生地榆、三七粉等。

2 阴虚内热型

【主症】低热不退或午后、夜间潮热，或中等度发热，时高时低，面部或四肢斑疹时隐时现，腰膝酸痛，头晕耳鸣，五心烦热，口干咽燥，盗汗，脱发，月经后期、量少或经闭，小便黄，大便干，舌红少苔或苔薄或薄黄，脉细数。

【功效】养阴清热，解毒透邪。

【方药】青蒿鳖甲汤加味。

青蒿15克，鳖甲15克（先煎），生地30克，知母12克，丹皮20克，女贞子15克，旱莲草20克，玄参20克，麦冬20克，银柴胡15克，白薇15克，地骨皮15克，白花蛇舌草30克，忍冬藤30克。

【加减】腰膝酸痛者加山萸肉、川牛膝、狗脊；关节疼痛者加秦艽、石斛；盗汗、五心烦热者加黄柏、牡蛎；夜寐不安者加炒枣仁、夜交藤、合欢皮、珍珠母等。

3 气阴两虚型

【主症】全身乏力，纳呆，精神委靡，心悸，气短，活动后加重，腰脊酸痛，脱发，口干，经常恶风怕冷，自汗盗汗，大便燥结，舌淡或舌质红，舌苔薄白，脉细弱或细数。

【功效】益气养阴。

【方药】生脉散合增液汤、补中益气汤加减。

西洋参10克（单煎兑服），麦冬20克，五味子10克，黄芪30克，陈皮12克，当归12克，玄参20克，生地15克，何首乌20克，枸杞子15克，山萸肉12克，山药15克，白术12克。

【加减】恶风怕冷、自汗盗汗者，加牡蛎、浮小麦、麻黄根；腰脊酸痛、脱发者，加川牛膝、菟丝子、狗脊；心慌气短、脉细弱者，可合用炙甘草汤。

4 风湿热痹型

【主症】四肢肌肉、关节游走性疼痛不适，或多个关节红肿热痛、痛不可触、屈伸不利，可伴有发热，皮疹鲜红或瘀紫夹杂出现，舌红，苔薄白或黄燥，脉滑数。

【功效】祛风化湿，清热和营。

【方药】独活寄生汤、四妙散合白虎桂枝汤加减。

独活20克，桑寄生30克，苍术12克，黄柏12克，薏苡仁30克，川牛膝20克，生石膏30克，知母12克，桂枝10克，秦艽12克，土茯苓30克，川芎12克。

【加减】关节肿胀明显者，加车前草、猪苓、泽泻；发热者，加金银花、连翘、蒲公英、板蓝根；皮疹鲜红者，加生地、丹皮、水牛角粉；皮疹紫暗或伴见肢端凉紫者，加丹参、鸡血藤、泽兰等。

5 肝郁血瘀型

【主症】面部或手足红斑、色暗，胁肋胀痛或刺痛，胸膈痞满，腹胀，食欲不振，或胁下有症块，黄疸，或伴泛恶、嗳气，头晕失眠，女性月经不调甚至闭经，舌质紫暗有瘀斑或瘀点，脉弦细或沉细而涩。

【功效】疏肝解郁，活血化瘀。

【方药】柴胡疏肝散加减。

柴胡24克，枳壳10克，白芍12克，香附10克，当归12克，桃仁10克，赤芍15克，丹皮12克，延胡索15克，丹参20克，郁金12克，三七粉3克（冲服），甘草10克，莪术6克。

【加减】胁下症积者，加大黄䗪虫丸；黄疸者，加茵陈、半枝莲、垂盆草、制大黄；腹胀泛恶者，加半夏、陈皮、厚朴；红斑隐现或伴吐衄、肌肤发斑者，加茜草、白茅根、生地榆等。

6 邪毒攻心型

【主症】心悸怔忡，自汗短气，胸闷胸痛，心烦神疲，失眠多梦，面部或躯干、四肢红斑鲜红或暗红，或伴反复发热，面晦唇紫，肢端怕凉、疼痛；病情进一步发展，日久不愈可导致形寒肢冷，面色苍白，喘促不宁，脉细数或细涩结代，甚则大汗淋漓，四肢厥冷，脉微欲绝。

【功效】养心安神，活血败毒。

【方药】天王补心丹合丹参饮加减。

太子参30克，麦冬20克，天门冬20克，五味子10克，丹参20克，当归12克，生地15克，玄参20克，炒枣仁30克，檀香10克，郁金12克，炙甘草10克，川芎12克，莲子心6克。

【加减】胸闷、胸痛者，加瓜蒌、薤白或加服冠心苏合丸或速效救心丸；面晦唇紫、喘促不宁者加五加皮、葶苈子；兼有咳嗽者，加桑白皮、炙百部、蚤休；阳虚欲脱，四肢厥冷，大汗淋漓，脉微欲绝者，宜急加红参或白参，单煎，服用量在10～15克以上，也可用参附龙牡汤或参附注射液抢救治疗。

7 脾肾阳虚型

【主症】颜面及四肢水肿，尤以下肢为甚，腰膝酸软，形寒肢冷，面色萎黄，神疲倦怠，腹胀食少，尿少，严重者可出现悬饮，尿闭，胸憋气促，不能平卧，喘咳痰鸣或腹大如鼓，心悸气促，舌体胖嫩、质淡，舌苔薄白，脉沉细弱。

【功效】温肾健脾，化气行水。

【方药】附子理中汤合济生肾气丸加减。

熟附子12克，肉桂6克，党参20克，黄芪30克，白术12克，熟地黄20克，山萸肉12克，山药15克，茯苓20克，泽泻20克，车前子20克（包），川牛膝20克。

【加减】全身肿胀明显者，加猪苓、赤小豆、萆薢；悬饮咳喘者，加炙麻黄、葶苈子、白芥子；腹胀、腹大如鼓者，加大腹皮、仙人头、汉防己；尿少、尿闭者，加仙灵脾、肉桂末（常用1～2克冲服）或结合现代医学的对症处理等措施进行急救。

经络疗法：红斑狼疮患者的福方

我国中医有许多治疗系统性红斑狼疮的方法，除了药物疗法，还有一些其他疗法，包括针灸、按摩等经络疗法。

1 蟒针疗方

【取穴】命门透阳关、身柱透灵台、太冲、曲池、百会、足三里。

【配穴】发热为主配大椎；关节酸痛配合谷、悬钟、阳陵泉；皮损配肺俞、解溪、三阴交；肾脏损害配飞扬、中极；心肺损害配飞扬、中都。

【针法】命门透阳关、身柱透灵台用1.0毫米直径粗针，留针4小时，大椎放血，余穴强刺激，不留针。

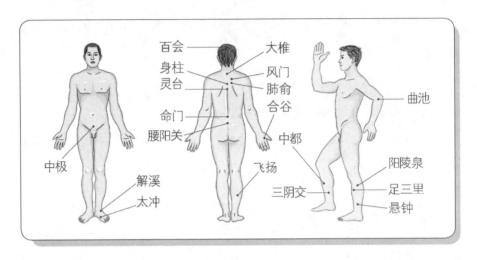

２ 保健按摩方

（1）让亲属帮忙用手掌根部在患者后背中正线及两侧旁开1.5寸处，自上而下直线椎按3分钟。

（2）让亲属帮忙用双手拇指点按患者的肝俞穴和脾俞穴，每穴点按半分钟，以出现酸胀感为宜。

（3）患者可自行双手十指并拢伸直，手掌交叉重叠，平放于肚脐下方，以肚脐为中心四周腹部边按边移，用力要适度，持续约5分钟，以感觉施治部位有温热、渗透干为宜。

（4）点按关元穴，患者平躺在床上，患者的亲属在患者脐下3寸，腹中线上的交界处，用手指点按约0.5分钟，点按程度以患者感觉酸胀为宜。

（5）患者也可自行用双手拇指，沿下肢内侧自上而下按揉，重复3～5次。

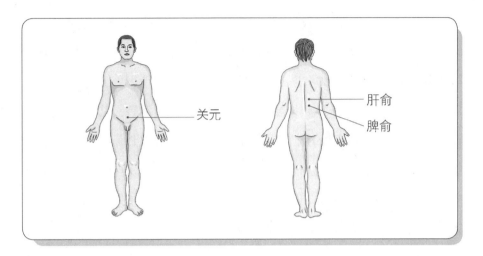

关元

肝俞

脾俞

 西药疗法：红斑狼疮患者常用的西药

1 非甾体类抗炎药

非甾体类的抗炎药能够抑制前腺素的合成，可针对关节痛、发热、肌痛等症状治疗。如消炎痛（吲哚美辛）对红斑狼疮的发热、胸膜、心包病变有显著效果。尽管如此，由于这类药物会影响肾血流量，在合并肾炎时需要慎用。

2 抗疟药

口服氯喹后，其主要能聚集于皮肤，抑制DNA与抗DNA抗体的结合，对光敏感、皮疹和关节症状具有一定的疗效，但是长期服用磷酸氯喹会在体内有所积蓄，可能会引起视网膜退行性变。在早期停药后也可能会复发，应定期做眼底检查。

3 糖皮质激素

糖皮质激素是治疗系统性红斑狼疮的主打药物，尤为适用于急性或是暴发性的病例，当心、脑、肺、肾和浆膜等脏器受累时，发生自身免疫性溶血或是血小板减少作出血倾向时，也应用糖皮质激素。

用法主要有两种，一是小剂量服用，如0.5毫克/千克·日，有时再取其半量即可令病情有所缓解；二是大剂量服用，在开始的时候即用10~15毫克/日维持。如果减量过程中病情出现反跳，应该用减量之前的剂量再多加5毫克的量予以维持。暴发性或顽固性狼疮肾炎和有中枢神系统病变时，可用大剂量甲基泼尼松冲击治疗，1000毫克/日静脉滴注，3日后减半，而后再用泼尼松维持。一些病例可以取得良好的疗效，有高血压，易感染等不良反应应予以重视。

4 免疫抑制剂

免疫抑制剂主要是用于激素减量后病情的复发或是激素有效的情况，但是需用量如果过大，会出现严重的不良反应，出现一些难以单用激素控制的病例。如环磷酰胺，15~2.5毫克/千克·日，静脉注射或口服，或200毫克隔日使用。毒副作用主要是脱发、骨髓抑制、致畸形、性腺萎缩、出血性膀胱炎等。

服用左旋咪唑可以增强免疫反应，可能会对系统性红斑狼疮患者合并感染有所帮助。用法50毫克/千克·日，连用3天，休息11天。会出现胃纳减退，白细胞减少等不良反应。

治疗重症再障的免疫抑制剂有抗淋巴细胞球蛋白或抗胸腺细胞球蛋白，它们具有活力较高的T淋巴细胞毒性和抑制T淋巴细胞免疫反应的功能，一些医院用于治疗活动性红斑狼疮，并已经取得了满意疗效。用法是20~30毫克/千克·日，用250~500毫升的生理盐水稀释，缓慢静脉滴注，可以连用5~7天，不良反应是发热、皮疹、全身关节酸痛、血小板一过性减少和血清病。同时加用激素可以使这些情况减轻。

用药注意：慎用容易加重病情的西药

（1）保太松、磺胺类、青霉素、金制剂等都会诱发系统性红斑狼疮症状。这些药物进入人体后，可能先是引起变态反应，然后激发狼疮素质或使潜在的红斑狼疮患者发生特发性红斑狼疮，或使已有的红斑狼疮病情加剧，通常停药不能制止病情发展。

（2）普鲁卡因胺、氯丙嗪、甲基多巴、雷米封（异烟肼）和肼苯哒嗪（肼屈嗪）等药物可以引起狼疮样综合征。长期大剂量应用这类药物后，患者可出现系统性红斑狼疮样症状和血清抗核抗体阳性，在停药后则自动消失，被称为"药物性狼疮"。

以上都是临床观测的结果，但为什么药物会诱发狼疮，尚无定论。有的人认为这是因为药物在进入人体之后，可以改变人体细胞使其成为自身抗原，而诱发产生相应的自身抗体所造成的。所以不管是在活动期还是在缓解期的系统性红斑狼疮病人，都要尽量避免使用能够诱发红斑狼疮的药物，以免使症状加重或引起复发。

除了上述的药物外，还有心得安（普萘洛尔）、肼苯达嗪、丙基或甲基硫氧嘧啶（甲硫氧嘧啶）、D-青霉胺、苯妥英钠、异烟肼、链霉素等，也需要患者格外注意。

 专家小贴士

　　红斑狼疮是全球医疗界公认的"三大顽症"之一。通常，对于红斑狼疮的发病，多认为是以遗传为基础，免疫失调是其核心，内外环境的变化是其诱因。所以，对于红斑狼疮的治疗，现代医学主张用免疫抑制剂、免疫调节剂、激素、纤溶等药物，多采取对症支持疗法、血浆交换疗法、环磷酰胺冲击化疗等方法，各种药物和疗法都有一定的作用，但效果均不不是很理想。

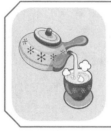

第四节 保健：

系统性红斑狼疮的防治细节

心理护理：病患者情绪要乐观

对于系统性红斑狼疮病患者而言，最好能时刻保持乐观的情绪、平和的心态。

系统性红斑狼疮并不是一种不治之症，更不是无可救药的疾病。现代医学技术日新月异，完全可以做到早期诊断、早期治疗，有效控制红斑狼疮的发展，更有完全治愈的希望。因而患者要树立信心，不必过于恐惧，要有和疾病斗争的决心，要更加乐观，这样对疾病的恢复就会更有利。

当系统性红斑狼疮患者自身容易出现恐惧、紧张、担忧、情绪波动等，均会影响神经—免疫系统，使疾病恶化。

因此，病患一定要保持乐观的情绪，积极面对疾病和生活，身边的亲人、朋友和同事都要关心照顾好病人，在精神上多给予鼓励，使患者保持乐观的情绪，恢复对生活的信心。

运动：红斑狼疮患者应合理

在漫长的与疾病作斗争的过程中，红斑狼疮患者不仅要树立乐观的心态、规律生活、注意休息，还要在生活中总结出一套适合自己的健身方式。可有效提高身体免疫力和疾病抵抗力，进而减少疾病发生可能。但由于多数红斑狼疮患者长期卧床而身体虚弱，所以运动时应注意劳逸结合，动静结合。并遵循以下三个原则：

（1）急性期病情较重的患者不宜运动，应卧床休息，减少机体能量的消耗，防止身体出现疲劳感，此时若勉强活动，很容易使病情加重或反复，甚至可能引起并发症。

（2）若病情进入缓解期，患者就要适当活动，逐步恢复锻炼，如在医生的指导下进行适度的医疗锻炼，在室内散步，或做一些力所能及的劳动等，可以帮助患者提高身体素质。

（3）病情稳定后，患者可根据自身病情恢复情况，有针对性地选择散步、慢跑、做健身操、打太极拳、健身气功、保健按摩等运动，也可以进行各种文娱活动（如听音乐、下棋等），但要注意适量适度，以筋骨舒展、气血畅通、精神愉快为度，不要做剧烈的体育运动，以免给身体造成负担。

 ## 房事无节易致病情加重

对于正处在发作期、活动期的系统性红斑狼疮病人而言，节制房事是极有必要的，因为房事往往会使病情更加严重，无异于雪上加霜。病人在缓解期可以像正常人那样进行正常的性生活。因此，病人要及时到医院了解自己的情况，随着系统性红斑狼疮诊治水平的不断提高，治疗目标已不仅仅是延长病人的生命，而是可以做到维持、长期的缓解，能够更好地提高患者的生活质量。

♥ 红斑狼疮患者如何安全妊娠

由于系统性红斑狼疮多发于育龄妇女，那么，系统性红斑狼疮女性病人如何能安全妊娠生育呢？

1 病情稳定

病情尚不稳定的女性患者不能怀孕。在妊娠期，孕妇的病情可能会减轻，但如果发生人流和小产也可能会加重病情。待足月分娩后，病情还可能会突然暴发和恶化。所以，病情是否稳定是安全妊娠的第一个要点。在女性病人病情缓解至半年以上的时候，可以考虑生育问题。

2 抗心肌磷脂抗体

抗心肌磷脂抗体是决定患者能否生育的一个重要参考，如果其呈阴性，可以妊娠生育，而结果为阳性的患者需要注意自己可能会出现流产、死胎。

3 服用激素少

服用激素会对胎儿造成一定的影响，由于地塞米松和倍他米松不能被胎盘酶所氧化，服用这两种药物的病人需要将它们换成泼尼松，胎盘能氧化泼尼松，对胎儿不会产生不良的影响。

如果是服用泼尼松15毫克以下的维持量或是不服用激素的女性患者，可以考虑怀孕。为了防止妊娠期和产后病情恶化，还可以视病情增加剂量。哺乳期间，每天服用的泼尼松剂量最多不能超过30毫克。

4 定期检查

如果已经怀孕，要注意密切关注自己的身体状况，在专科医师观察下定期随访，并选择有经验的医院分娩。

5 补钙

孕妇患者在怀孕和哺乳期间需要多补充钙质，以免加速病人的骨坏死。

除了上面的几项之外，孕妇还要禁用非甾体类消炎药、水杨酸盐和抗疟药，也要停用免疫抑制剂。

减少日晒：避免阳光直射

系统性红斑狼疮的患者不宜多晒太阳，有光敏感者在夏季晴天的时候尽量少出门，阳光及其辐射均能刺激皮肤。当室内的阳光过于强烈时，应该挂上窗帘。不要采用紫外线等光性疗法，或服用感光的药物和食品，外出时，最好装备齐全，打遮阳伞，戴上遮阳帽，可选用无刺激的防晒霜，或是穿长袖上衣和长裙、长裤，尽量避免照射阳光。

因时而异：春秋护理是重点

　　四季之中，春秋两季是护理系统性红斑狼疮患者的重点，这时应该多吃富含维生素A的食物，如胡萝卜、奶油、白薯。夏季要防止日晒。冬季时，洗澡不宜过勤，最好不要过多地使用肥皂，以免碱性物质会破坏皮肤，在洗澡后要涂抹护肤油脂，这样可以保护皮肤，使皮肤更加柔润，减少鳞屑的产生，使皮肤有充足的水分和营养。

 专家小贴士

　　系统性红斑狼疮与早期的类风湿性关节炎很相像，不同的是系统性红斑狼疮多发于青年女性，也可发生在近端指间关节和掌指关节滑膜炎，但是关节的症状并不严重，通常不会造成软骨和骨质的破坏，并且在病情缓解后可以完全恢复。系统性红斑狼疮比较明显的全身症状是多个脏器都会发生损害，抗双链DNA抗体、史密斯抗体、狼疮细胞和狼疮带试验阳性都对诊断有帮助。

第五章

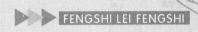

FENGSHI LEI FENGSHI

JU JIA TIAO YANG BAO JIAN BAI KE

痛风，短暂的"痛不欲生"

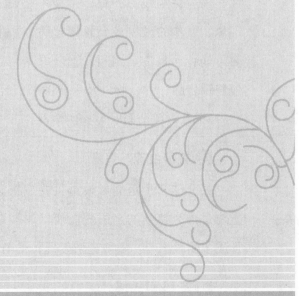

　　近些年来，随着人们生活水平的不断提高，痛风患者大有增多的趋势。我国东南沿海地带，每年都会新增为数不少的痛风患者。他们深受痛风之害，苦不堪言。究竟什么是痛风？它是一种突发病症吗？它又是怎样潜伏下来的呢？最后，我想患友及读者一定关心它的居家疗法吧！那就跟随小编一起了解一下吧！

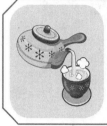

第一节

识病：解密难缠的痛风

 症状：让你看清痛风

1 对称性多关节炎，防不胜防

对称性多关节炎是痛风比较显著的一个症状。痛风患者多为男性，关节会呈梭形肿胀，第一跖趾关节或足跗关节是痛风最易发病的部位，发作的时候多会急骤起病，数个小时之内，就会出现红、肿、热、痛，而且疼痛剧烈，难以忍受，甚至不能触摸。有时候，它还会侵犯踝、膝、肘、腕以及手指关节。经常反复急性发作，可能出现2个或者2个以上关节同时发病的情况。

2 关节结节

关节结节也是痛风最常见的症状。患者会发现皮下出现结节，这主要是因为持续的高尿酸血症，尿酸在关节附近或者皮下沉积下来，形成了痛风结节。随着病情发展，结节会逐渐增大，导致局部畸形。

3 发热和头痛

在痛风的急性发作期，患者会出现发热、头痛及关节明显红肿胀

痛等症状，这些都属于风湿热痹，是
诊断痛风的重要依据。

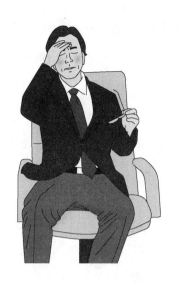

　　当你出现上述症状，怀疑自己很
可能是患有痛风的时候，可以到医院
做一些相应的化验检查，比如血、尿
常规和血沉检查，血尿酸测定，关节
腔穿刺检查等，通过检查结果，与专
科医生的具体分析，来进一步做出准
确的判断。

 ## 病因：痛风患者该知的事

　　现在痛风患者在我们生活中越来越多了，给患者的生活带来了很
多痛苦。痛风的病因有哪些呢?通过对大量痛风患者的急性关节炎发作
情况调查发现：

　　（1）最常见的引起痛风的原因是疲劳、生活没有规律。有的是在
连续加班加点干活、长期出差或搬迁新居等情况下因疲劳过度痛风的
发病，有的则出现在长期的熬夜后。因此在日常生活中一定要有规律
的作息时间。

　　（2）饮酒、高嘌呤饮食引起尿酸升高。有医生统计，筵席不断
者，发病者占30%，常吃火锅者发病也多。这是因为火锅原料主要是
动物内脏、虾、贝类、海鲜含有大量嘌呤，使体内尿酸增加，排出减
少，再饮酒，酒精在肝组织代谢时，大量吸收水分，使血浓度加强，
使得原来已经接近饱和的尿酸，加速进入软组织形成结晶。自然是火
上浇油了。痛风是俗称的"富贵病"，关键是自己控制饮食，多食含

"嘌呤"低的碱性食物，如瓜果、蔬菜，少食肉、鱼等酸性食物，做到饮食清淡，低脂低糖，多饮水，以利体内尿酸排泄。

（3）压力过重也引起痛风出现的原因。尤其是在白领阶层中患痛风的人不断的增多。这主要是工作的压力比较大，精神过度的紧张，经常会导致自己身心疲惫，平时有很少锻炼，这样就会使各脏器的生理功能减退，影响代谢废物的排泄，体液变为酸性，为罹患痛风埋下祸根。

（4）其他原因。包括遗传、关节局部劳损、过度运动、精神紧张和呼吸道感染等。

 ## 误区：如何能不入"歧途"

误区1　痛风患者吃点海鲜没关系

通常痛风患者在分解嘌呤的功能上，存在着一定的缺陷，这是导致嘌呤的代谢产物，也就是尿酸，在人体中产生过量的根据原因。患者的饮食中含有越多的嘌呤，代谢就会产生越多的尿酸，给人体带来的危害也就越大。因此，痛风患者尽量避免吃高嘌呤的食物，如海鲜等，可以多食用一些素食中的碱性食物，促进尿酸的排泄。

误区2　喝啤酒不会影响到病情

有很多痛风患者都认为喝啤酒不会对病情产生什么影响。其实，这是一种错误的想法。殊不知，有时喝啤酒对痛风的危害要远远超过不合理的膳食。

有专家将吃饭时喝啤酒的患者与吃饭时不喝啤酒的患者做比较，发现喝啤酒的患者的血尿酸水平显著上升。如果痛风患者长期大量地喝啤酒，就会产生以下几种恶果：

① 血乳酸水平会快速增高，使肾小管的尿酸排泄受到抑制，致使血尿酸增高。

② 能够促进肝脏中核苷的分解代谢，导致血尿酸增高。

③ 如果在喝啤酒的同时，吃一些含高蛋白、高脂肪及高嘌呤的食物，会导致血尿酸水平增高，从而诱发痛风性关节炎的急性发作。

总之，痛风患者不宜饮酒，尤其是含嘌呤较高的啤酒。不要因为一时的酒瘾而使病情复发或者恶化。

误区3 痛风患者不能吃豆制品

在现实生活中，有很多痛风患者都不敢吃豆类食品，即使原本是豆类食品的"忠诚者"，为了自己的健康也毅然舍弃了。因为大部分专家都认为豆类食品中含有较多的嘌呤，痛风患者绝对不能食用。

的确，国内外有很多研究已经表明，豆类的嘌呤含量与肉类十分相近。其中，大豆的含量最高，每100克大豆约含有190毫克嘌呤；猪肉、牛肉等都是150毫克，其他大部分豆类的含量均低于150毫克。

这样看来，痛风患者确实应该严禁食用豆类食品。但是，事实真的是如此吗？几乎没有人会每天吃100克大豆；而每天吃100克肉的人却举目皆是。以豆腐为例，豆腐在加工的过程中，会除去大部分的水分，同时，大量嘌呤与B族维生素也会随之流失。因此，对于豆腐干而言，留下的嘌呤数量已经很少了。

而豆类食品的经典代表——豆浆，它是由纯黄豆制成，所含的嘌呤基本上没有什么损失。一杯浓豆浆（相当于20克黄豆，豆水比例为1：10）中大约含有38毫克嘌呤，相当于25克瘦肉所含的嘌呤。可是，我们在日常生活中购买的散装豆浆大多比较稀，浓度只是浓豆浆的1/2，如果是五谷豆浆，嘌呤含量会更少。因此，痛风患者不一定非得拒绝豆制品，偶尔喝一杯豆浆也不会有什么太大的问题。不过，为了安全起见，在喝豆浆的时候，还是应减少肉类的摄入。

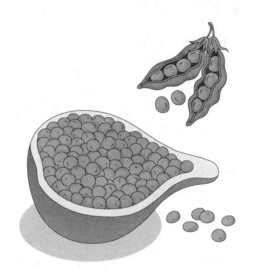

 专家小贴士

痛风是一种难以治愈的顽疾。有很多患者经过长时间的治疗也没有治愈，因此变得灰心丧气，更加悲观，有的患者甚至开始破罐子破摔，结果导致病情越演越烈，一发而不可收。

实际上，个人的生活习惯是引起痛风的主要原因。治疗痛风就如同治疗其他的慢性疾病一样，需要患者养成良好的生活习惯，合理饮食，适当锻炼，再配合药物治疗和其他治疗，完全能将病情降到最低程度，甚至治愈也是极有可能的。

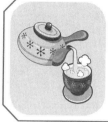

第二节

饮食：吃对健康百分百

原则：这样吃缓解痛风来得快

痛风患者如何吃才能对自己的病情更有帮助呢？主要遵循以下几点：

1 限制总热能

经过多年的研究观察，专家得出这样一个结论：痛风患者的饮食应该限制总热能，每天总热能的供给应该比正常人要低10%左右。不过，一定要注意循序渐进地进行，否则，很容易会因为内脂肪分解过快，而发生酮症。具体来说，总热能应该根据患者理想体重进行计算，每天不宜超过105～125千焦（25～30千卡）/千克。临床经验表明，成年患者，若属于中度以上的肥胖者，即体重超过理想体重的30%～50%，如果每天摄入的总热能超过6270千焦（1500千卡），就不能顺利地减轻体重。要想正确地限制总热能，减轻体重，可以用下述方法作为参考。

1. 超重30%～50%及以上患者

此类患者的总热能可从6270千焦（1500千卡）/日开始，分为三餐供给。一个月之后改为5434千焦（1300千卡）/日；或者是在原来饮食基础上，每日减少2299～4598千焦（550～1100千卡）的热能，以每周减轻体重0.5～1.0千克作为目标。

2. 超重或者轻度肥胖者

此类患者的总热能应该从6270千焦（1500千卡）/日开始，分为三餐供给；或者在原来饮食基础上，每日减少2195～4389千焦（525～1050千卡）的热能，达到每月减肥0.5～1.0千克的目的。

② 产能营养素的合理分配

痛风患者在限制总热能前提下，产能营养素也要合理分配，其分配原则为高糖类、中等量蛋白质与低脂肪。

1. 糖类

由于糖类能够防止脂肪分解而产生酮体，并且对尿酸的排出有一定的促进作用，因此，痛风患者应该以糖类作为其膳食中热能的主要来源。通常，患者可以食用富含糖类的馒头、米饭及面食等，应该保证糖类占总能量的65%～70%，并且，这也与中国人的饮食习惯相符。但是，需要注意的是，在选择糖类的时候，应该尽量避开蔗糖或者甜菜糖。

2. 蛋白质

痛风患者在摄取蛋白质的时候，可以根据体重，按照比例来摄取。1千克体重应当摄取蛋白质0.8～1克，蛋白质应该占总热能的11%～15%。通常蛋白质以植物蛋白为主，每千克标准体重每日应该供给0.8～1.0克的蛋白质。若是在急性期，应该主要以谷类、蛋类及牛奶为主；若是在慢性期，则应该根据病情，在限量的范围内，摄入一些嘌呤含量较少或者中等的食物，比如禽、肉及鱼（煮过弃汤）。如果是肾功能不全出现氮质血症的患者，则应该选择低蛋白、低嘌呤的膳食。可以选用牛奶、奶酪、蛋类以及脱脂奶粉等的蛋白部分。倘若是瘦肉或者鸡鸭肉等，就应该煮沸之后去汤食用，尽量多吃一些炖肉或者卤肉。因为它们不但是富含必需氨基酸的优质蛋白，可以很好地提供组织代谢不断更新的需要，而且其中含有的嘌呤特别少，对于痛风患者而言，几乎不会产生什么不良的影响。但是，需要注意的是，酸奶中含有较多的乳酸，对痛风患者很不利，所以，不适合饮用。

3. 脂肪

痛风患者还应该注意少吃脂肪，因为脂肪会减少尿酸的排出。如果是痛风并发高脂血症的患者，脂肪的摄取应该控制在总热能的20%～25%以内，最好是40～50克／日。因为脂肪氧化所产生的热能，大约是糖类或者

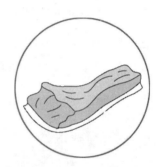

蛋白质的2倍，为了控制患者的体重，脂肪无疑应该少吃一些。因此，食物的烹调方法应该尽量采取蒸、煲、煮、烩、炖及拌等。

4. 多食用一些碱性食物

对于痛风患者而言，应该每日供给大量的蔬菜与水果。因为蔬菜与水果都属于碱性食物，可以使尿液呈碱性，有利于尿酸盐和痛风石的溶解，从而将尿酸顺利地排出体外。而且，碱性食物还具有碱化尿液的作用。

需要注意的是，碱性食物与通常所说的用小苏打发酵后的面食不同，它是指体内代谢之后转化为阳离子，能够使体液偏碱的食物，主要就是指新鲜蔬菜、水果、海藻等。这些食物可以很好地阻止结石的形成，避免损害肾脏。此外，如果是合并有高血压及肾脏病的患者，

应该限制钠盐的食用量，每日应该少于6克。

3 限制食物嘌呤摄取量

嘌呤属于细胞核中的一种成分，如果摄入量多大，就会使血中尿酸的水平升高，从而诱发痛风性关节炎的急性发作。有的专家建议，每日嘌呤的摄取量不能超过100~150毫克，特别是那些嘌呤比较丰富的食物，更应该严格地限制。

通常，只要含有细胞的食物就会含有嘌呤。然而，相比之后，动物性食物中嘌呤含量尤其多。因此，痛风患者应该禁止食用动物的心、脑、肝、肾、胰等脏器，以及肉精、浓肉汤、凤尾鱼及沙丁鱼等食物。另外，也要限制食用肉鱼禽类、鲜豌豆、菠菜、干豆、龙须菜、蘑菇等食物。

4 控制饮食

很多痛风患者平时饭局多、运动少，导致身体肥胖臃肿。其中，有很多人都有过这样的经历：头天晚上猛吃海鲜或者痛饮啤酒，第二天醒来就感觉脚趾或者其他关节剧烈疼痛。因此，为了自身的健康，患者应该控制饮食。

对于嘌呤含量较高的蛋白质食物，应该采用科学的方法进行烹调。科学研究证明，嘌呤属于亲水性物质，即便是含嘌呤比较多的食物，只要经过水的浸渍与煮沸，嘌呤就可以随之溶出，比如，黄豆属于高嘌呤的食物，痛风患者不宜食用，但是，如果将其制成豆腐，那么，嘌呤就会大量流失，可以适当地食用了。同理，经过烹调加工后的火腿、香肠、腊肉以及鱼肉罐头等，都已经不再是高嘌呤食品了。再有，肉类食品经过烹煮之后，最好食其肉而不喝其汤。但是，即使这样也不能过多食用，应该保持适量地摄取。

5 少吃鸡精

大家都知道在烹饪食物的时候，添加一定量的鸡精或者味精能够让食物口感变得更加鲜美。但是，对于放鸡精是好还是不好，众说纷纭。

鸡精中还含有核苷酸，而核苷酸的代谢产物正是尿酸，因此痛风患者应该少吃。并且，鸡精当中的核苷酸成分，在高温下很容易就受到核苷酸酶作用而分解了，所以，放鸡精的最佳时间为加热结束即将起锅的时候。

痛风合并肥胖的饮食原则

痛风患者中，几乎每2人中就有1人的体型是肥胖型，即痛风患者有50%～60%合并肥胖。这些人通常吃得太多，喜欢吃高热量、高脂肪食品。而且不喜欢活动，所以容易肥胖。这就要求痛风患者应严格控制体重，避免肥胖。痛风合并肥胖患者饮食应遵循以下原则：

1 控制总热量的摄入

膳食供能必须低于机体耗能，因此并发肥胖者应采取低热量膳食，每日以减少热量千焦为宜，使每周减少体重千克。但每人每天的膳食供应能量至少应为千焦，这是最低安全水平。肥胖者减肥不宜过快，要循序渐进，不可操之过急，否则会适得其反。

2 限制碳水化合物的摄入

碳水化合物是主要的供能物质之一。我国居民膳食中的碳水化合物主要来自粮食，减热量主要是减少主食。碳水化合物的供热量以占膳食总热量40%～55%为宜。热量过高达不到减体重的目的，热量过低不能维持机体器官的能量代谢，易发生酮血症，进一步影响机体代谢。

3 保证蛋白质的摄入

限制能量会影响机体的蛋白质代谢，但过多地摄入蛋白质也会引起肥胖，故肥胖者膳食中蛋白质的摄入量应占总能量的20%～30%，如每日供给总热量4200千焦，应供给蛋白质50～70克。

4 严格控制脂肪的摄入量

肥胖者脂肪所供应的能量应控制在总热量的25%～30%。膳食中胆固醇的供给量，每人每天应低于300毫克。

此外，痛风合并肥胖症病人膳食中应注意补充B族维生素和维生素C。因酒不利于脂肪代谢和糖代谢，又易诱发痛风急性发作，故还应提倡戒酒。

痛风合并高血压的饮食原则

1 限制盐的摄入量

食盐摄入过多，会使小动脉痉挛，血压升高，促使肾小动脉硬化过程加快。适当减少钠盐摄入，有助于降低血压，减少体内钠水潴留。每天吃盐量应控制在2～3克，1克盐相当于中等牙膏盖所装的量。食盐量还应减去烹调用酱油中所含的钠，3毫升酱油相当于1克盐。咸（酱）菜、腐乳、咸肉（蛋）、腌制品、蛤贝类、虾米、皮蛋，以及茼蒿菜、空心菜等蔬菜含钠均较高，应尽量少吃或不吃。

2 增加含钾丰富食物的摄入

富含钾的食物进入人体，有对抗钠引起的升压和血管损伤作用，促进尿液中的尿酸溶解，减少尿酸沉淀，增加尿酸排出量，防止尿酸性结石形成。含钾丰富的食物有：蔬菜类，包括西芹、茄子、芥菜、土豆、西兰花、海带、紫菜、苋菜、蒜苗、油菜及白菜等；动物肉类，包括鱼、瘦肉、禽类等；水果类，包括桃、梨、柿子、菠萝、橘子、柑橙、苹果、杏、红枣、香蕉、猕猴桃、枣、葡萄、西瓜等。

3 适量摄入蛋白质

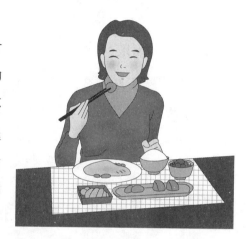

蛋白质摄入量过多会使嘌呤合成增加，并且蛋白质代谢产生含氮物质，可引起血压波动。牛奶、鸡蛋不含核蛋白，含嘌呤很少，可作为首选蛋白质的来源。应改善动物性食物结构，减少含脂肪高的猪肉，增加含蛋白质较高而脂肪较少的禽类及鱼类。每周选择吃鱼2～3次，鱼含有丰富的蛋氨酸和牛磺酸，能影响血压的调节作用，使尿液钠排出量增加，从而降低血压。

4 注意限制热量

多选用低脂肪、低胆固醇的食物，控制总热量的摄入，使体重达到并维持在正常范围内，对高血压的防治十分重要。要多选用不饱和脂肪酸，每日摄入胆固醇应少于300毫克。

5 戒烟、禁酒

吸烟患者应戒烟，如可以采用戒烟口香糖、戒烟电子烟、戒烟贴等方式。痛风患者应严格戒酒，戒酒最好到正规的戒酒医院，不可偏信偏方戒酒，要采用科学的戒酒方法，才能彻底戒酒，恢复健康人生。

6 避免超重或肥胖

甜食含糖量高，可在体内转化成脂肪，引起血脂升高及肥胖。因此要控制热量摄入，使体重达到理想体重，既预防肥胖，又减少了由肥胖引起的高血压、痛风等危险因素。可适当多摄入高纤维食物，如糙米、标准粉、玉米、小米等，对防治高血压及痛风有利。少吃葡萄糖、果糖及蔗糖，包括糖果、甜点、含糖饮料。

7 多喝水

每日喝水2000毫升，多饮白开水可以稀释尿酸，加速排泄，使尿酸水平下降。少喝肉汤、鱼汤、鸡汤、火锅汤等，因为这些汤中含有大量嘌呤成分。

痛风合并高脂血症的饮食原则

在痛风患者中约有60%合并高脂血症。因此，除了了解血尿酸值外，还应了解血脂正常值、引起高血脂的因素，以便制定合理的饮食方案。对于痛风并发高脂血症患者，饮食调养应在痛风患者饮食的基础上注意以下几点：

1 控制胆固醇

每日总摄取量应低于300毫克。胆固醇只在动物性食品中才有，植物性食品中不含胆固醇。含胆固醇较多的食物有鸡肉、鸭肉、鱼肉、猪肉、牛肉、羊肉等。

2 控制脂肪的摄入

尽量少吃含饱和脂肪酸的食物，包括动物性食品（猪油、牛油、

猪肠、肥肉、全脂奶、奶油、牛腩及肉类外皮）和部分植物性食品
（椰子、烤酥油、棕榈油）。烹调用油宜选择富含不饱和脂肪酸的
油，例如蔬菜油、玉米油、花生油、橄榄油等。尽量少吃或不吃高油
点心，如花生、腰果、蛋糕、巧克力、腰果、冰淇淋。

③ 低糖饮食

糖类，如果糖、蔗糖，对甘油三酯的含量有一定的影响。有人在
饲养动物时，用蔗糖代替淀粉，导致动物的血胆固醇和甘油三酯均增
高。在脂肪摄入量较高的某些国家和地区，当用糖量升高时，冠心病
的发病率也会升高。

④ 增加膳食纤维的摄入量

适当选用一些粗粮，多选绿色蔬菜。高纤维食物的摄取可减少肠
道对脂肪的吸收，从而降低胆固醇。高纤维食物有各类水果、豆类、
燕麦片、木耳、海带、紫菜、菇类、瓜类、荚豆类及蔬菜茎部。

⑤ 限制热量摄入，控制体重

宜采用低热量、低脂肪的平衡饮食。其中碳水化合物约占总热量
的57%，脂肪占总热量的25%，蛋白质占总热量的18%。

痛风合并糖尿病的饮食原则

痛风患者常并发糖尿病，资料显示，痛风伴糖尿病者可达18.6%。
痛风与糖尿病同属代谢性疾病，其发生均与体内糖类、脂肪、蛋白质
等的代谢有关。饮食调养应在痛风患者饮食的基础上注意以下几点：

1 限制糖类食物

糖类以占人体总热量的60%左右为宜。在主食的选择上应做到粗细搭配，粗粮与细粮的比例可根据病情变化不断调整。例如，当痛风病情较稳定、血尿酸基本正常，但糖尿病控制不佳、血糖较高时，则粗粮的比例应提高。反之，细粮的比例应提高。避免饮用含糖饮料，并忌食含糖的副食。

2 控制蛋白质

蛋白质以控制在总热量的15％为宜，且其中至少30%为动物性蛋白。儿童患者的蛋白质需要量为每日每千克体重2克左右。合并糖尿病肾病而无氮质潴留者，尿蛋白丢失多，则应适当增加蛋白质的摄入量；伴有肝、肾衰竭者，则需要减少蛋白质的摄入量。

3 控制脂肪摄入量

控制脂肪能够延缓和防止糖尿病并发症的发生与发展。目前主张膳食脂肪应减少至占总热量的25%～30%为宜。在烹调菜肴时，应限制含饱

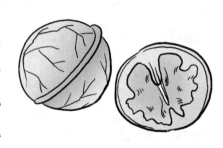

和脂肪酸的脂肪，如牛油、猪油、羊油、奶油等，可用植物油如芝麻油、菜子油等含不饱和脂肪的油脂。花生、核桃、榛子、松子仁等脂肪含量也不低，也要适当控制。还应适当控制高胆固醇的食物，如动物内脏、蛋类等。

4 控制总热量

摄入的热量能够维持正常体重或略低于理想体重为宜。肥胖者必须控制热量，消瘦者可适当增加热量达到增加体重的目的。

5 增加高纤维饮食

膳食纤维可增强糖尿病患者的胰岛素敏感性，有降低空腹血糖、餐后血糖和改善糖耐量的作用；高纤维饮食还可使糖尿病患者高胆固醇、高甘油三酯血症显著改善，因而能预防动脉硬化和心脑血管病的发生。糖尿病患者应适当增加富含膳食纤维的食物的供给量，如果胶、瓜胶，以及坚果、粗粮、蔬菜等。

此外，患者还要戒烟禁酒，摄入足量的维生素和无机盐。尤其是当维生素B族消耗过多时，应补充维生素制剂，以改善神经症状。但不可吃盐过多，每日食盐要控制在6克以下。

痛风患者可选择的低嘌呤食物

（1）蔬菜类　大部分蔬菜均属低嘌呤食物，如大白菜、卷心菜、苋菜、芹菜、芥菜叶、韭菜、韭黄、番茄、茄子、黄瓜、丝瓜、南瓜、苦瓜、胡萝卜、萝卜、西兰花、青椒、洋葱、大蒜、生姜、黑木耳等。

（2）水果类　水果基本上都属于低嘌呤食物，可放心食用，如苹果、香蕉、大枣、芒果、柑橘、柠檬、葡萄、石榴、桃子、樱桃、枇杷、菠萝、李子、西瓜、木瓜、香瓜、桂圆等。

（3）主食类　米、麦、面类制品、淀粉、高粱、通心粉、马铃薯、甘薯、山芋等。

（4）奶类　牛奶、奶粉、乳酪、冰淇淋等。

（5）荤食　蛋类以及猪血、鸡鸭血等。

（6）饮料　苏打水、矿泉水、果汁等。

（7）其他 西红柿酱、花生酱、果酱、酱油、冬瓜糖、瓜子、植物油、黄油、奶油、杏仁、核桃、榛子、薏苡仁、糖、蜂蜜、海蜇、海藻、动物胶或琼脂制的点心及调味品等。

 ## 痛风患者应限食或禁食的食物

对痛风患者而言，对中等嘌呤含量的食物应限制其摄入量，对高嘌呤含量的食物应禁止食用。那么，哪些食物应限制，哪些食物应禁止呢？

1 常见的中等嘌呤食物

蔬菜类：豆类（四季豆、青豆、菜豆、豇豆、豌豆）、海带、菠菜、笋（冬笋、芦笋、笋干）、金针、银耳、蘑菇、菜花。

油脂类及其他：花生、腰果、芝麻、栗子、莲子、杏仁。

豆类及其制品：豆制品（豆腐、豆腐干、乳豆腐、豆奶、豆浆）、干豆类（绿豆、红豆、黑豆、蚕豆）、豆苗、黄豆芽。

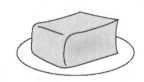

肉类：家禽家畜肉，如鸡肉、斑鸡、鹅肉、鸽肉、火鸡、石鸡、鹌鹑、猪肉、猪皮、牛肉、狗肉、兔肉、羊肉。

水产类：鳝鱼、香螺、鲍鱼、鱼丸、鱼翅、螃蟹、鳗鱼、草鱼、鲤鱼、鳕鱼、比目鱼、鲈鱼。

2 常见的高嘌呤食物

豆类及蔬菜类：黄豆、扁豆、紫菜、香菇。

肉类：家禽家畜的肝、肠、心、肚与胃、肾、肺、脑、胰等内脏，肉脯，浓肉汁，肉馅等。

水产类：鱼类（鱼皮、鱼卵、鱼干以及沙丁鱼、凤尾鱼等海鱼）、贝壳类、虾类、海参。

其他：酵母粉、各种酒类，尤其是啤酒。

 专家小贴士

　　低嘌呤食物可放心食用，中等嘌呤食物宜限量食用，而高嘌呤食物应禁用。一般，碱性食物所含嘌呤比较低，如白菜、萝卜、番茄、黄瓜、茄子、芥菜、花菜、海带、洋葱、土豆、竹笋、桃、杏、梨、香蕉、苹果等，应多吃。而高嘌呤食物会促成高量的尿酸。因此，应尽量避免。

 ## 食谱：痛风患者的汤粥方

❋ 小麦粥

【材料】小麦、粳米各30克。

【用法】将小麦与粳米一同放入锅内，加入适量的水熬煮，直至煮烂为止。

【功效】清热化痰，益气和胃，治消渴，利水道。可以作为早餐，具有除烦热、止消渴的作用。主要用于痛风具有烦渴、四肢沉重麻木的患者。

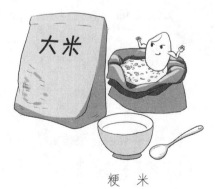

粳米

✽ 桃仁粥

【材料】桃仁15克，粳米60克，适量的水。

【用法】首先，将桃仁捣烂成为泥状，然后，加入适量的水研汁，去渣之后与粳米一起煮为稀粥。

【功效】活血祛瘀，润肠通便，止咳平喘，常食能够预防并治疗痰阻血瘀型痛风。

✽ 薏苡仁大枣汤

【材料】薏苡仁50克，大枣5枚。

【用法】将薏苡仁与大枣一起放入锅内，加入适量的水，煮汤。

【功效】健脾渗湿，除痹止泻，对于缓解关节疼痛很有帮助。

✽ 羊踯躅粥

【材料】羊踯躅根3克，黑豆25克，糯米30克。

【用法】先将羊踯躅根煎炸之后，去渣取汁，然后，加入黑豆继续煎，半小时之后再加入米煮成稀粥。

【功效】能够养血祛风止痛，主要用于治疗因为多食动物内脏、海鲜而引起的痛风、关节肿痛、活动不利等。

✽ 黄花菜汤

【材料】鲜黄花菜根30克，黄酒适量。

【用法】先将上述材料水煎之后去渣，然后，冲入黄酒温服。

【功效】通络止痛，主要用于治疗痛风、关节疼痛红肿以及活动不利等。

❋ 红花苏木饮

【材料】红花、苏木各5克，食糖、水各适量。

【用法】首先，在红花与苏木中加入适量的水煎20分钟，然后，去渣取汁加入适量的食糖进行调味，1日3次食前温服。

【功效】活血通经，去瘀止痛，适用于关节肿胀、皮下有结节者。

❋ 绿豆粥

【材料】绿豆、粳米各30克。

【用法】用绿豆与粳米煮成稀粥，可以当早餐食用，也可以作为配餐食用。

【功效】清热解毒，除烦解渴。主要用于痛风有烦渴的患者。

❋ 山药粥

【材料】山药30克，粳米50克。

【用法】用山药与粳米一起煮成稀粥。

【功效】健脾强肾，主要用于大便溏泄、脾肾两虚的痛风患者。

药膳：痛风患者的药膳方

1 湿热痹阻型

湿热痹阻型痛风患者的主要症状为关节灼热发烫，疼痛难忍，皮肤红肿，严重的时候，局部甚至会出现肿胀变形，不能正常伸展，可能还会伴随有发热恶风，口干舌燥，心烦，小便短赤，舌头暗红，舌苔黄腻，脉滑数。

❀ 苍术薏苡仁粥

【材料】取12克苍术，90克薏苡仁，15克川牛膝，24克生石膏作为食材。

【用法】苍术用米泔浸炒，然后，将所有的食材清洗干净，放入瓦锅内，再加入适量的清水，用小火煮2～3小时成粥即可。直接取之食用，每日1次。

【功效】健脾祛湿，祛风散寒，适用于痛风患者。

❀ 鸡血藤木瓜豆芽汤

【材料】取20克鸡血藤，10克木瓜，250克黄豆芽，以及适量的猪油与食盐作为食材。

【用法】将鸡血藤、木瓜清洗干净，一起放入沙锅内，煎汁去渣，再放入黄豆芽与猪油一起煮汤，煮熟之后再加入适量的食盐。随量食用即可。

【功效】补血，活血，通络，适用于痛风患者。

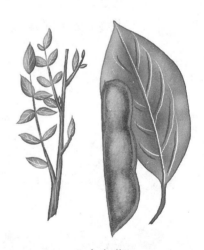

鸡血藤

❀ 九香虫炒肉丝

【材料】取20克九香虫，250克鲜嫩丝瓜与适量的调味料作为食材。

【用法】将九香虫清洗干净，将丝瓜刮去青皮并且切成块状备用。接着在锅里放入适量的油加热，待油热了之后，加入九香虫、丝瓜，炒熟，再加入适量的调味即可。随量食用。

【功效】理气止痛，温中助阳，适用于痛风患者。

✽ 豆腐兔肉紫菜汤

【材料】取250克嫩豆腐，50克兔肉，30克紫菜，适量的植物油、黄酒、精盐以及淀粉作为食材。

【用法】嫩豆腐切成块状，兔肉洗净之后切成片状，再加入适量的油、盐、黄酒、淀粉搅拌均匀。接着，将紫菜撕成小片清洗干净。然后，再锅内倒入1大碗清水，先将豆腐与食盐放入其中，烧沸之后倒入兔肉片，煮片刻之后，放入葱花、紫菜，待煮沸之后，搅拌均匀即可。佐餐服食，连续食用10天就是1个疗程。

【功效】补中益气，凉血解毒，适用于痛风患者。

✽ 土茯苓骨头汤

【材料】取50克土茯苓，500克猪脊骨作为食材。

【用法】用猪脊骨加水煨汤，煎成1000毫升左右，将猪骨取出来，将汤上的浮油撇去。将土茯苓切成片状，用纱布将其包好，放入猪骨汤内，煮到只剩下600毫升左右即可。可以清热解毒，补肾壮骨。分为2～3次饮完，每日1剂。

【功效】解毒，除湿，利关节，适用于痛风患者。

❋ 蒲公英粥

【材料】30克鲜蒲公英（连根较好），50克粳米作为食材。

【用法】将蒲公英加水煎熬，取其浓汁，去渣之后留200毫升的汁，再加入粳米与400毫升的水，一起煮成粥，用冰糖来调味，具有清热解毒的作用。温热服用，每日2次，3～5日为1个疗程。

【功效】清热解毒，消肿散结，利尿通淋，适用于痛风患者。

❷ 痰湿阻滞型

痰湿阻滞型痛风患者的主要症状为关节肿胀，严重的时候关节周围会出现漫肿，局部会疼痛难忍，酸麻不适，或者是"块瘰"硬结不红，并且，伴有肢体困重、面浮足肿、头昏目眩、胸脘痞闷、舌胖苔白腻等症状，脉缓或者弦滑。

❋ 陈皮牛肉丝

【材料】500克牛里脊肉，6克陈皮，20毫升鲜橙汁，适量的葱、姜及调味料等作为食材。

【用法】将牛肉切成丝状，用蛋清拌开，再放入适量的淀粉，搅拌均匀待用。将鲜陈皮切成丝状，放入开水中去掉其苦味。接着，油锅烧油，待油热之后，将牛肉丝炒至八成熟，放入盘子中，留底油，然后将适量的少许葱末、姜末放入其中，煸出香味之后放入酱油、牛肉丝，在锅中翻炒几下。再将陈皮丝与鲜橙汁放入锅内，加适量的盐、糖及味精，翻炒几下之后，加入淀粉汁勾芡，即可食用。可以佐餐食用，随量服食。

【功效】理气开胃，燥湿化痰，适用于痛风患者。

❋ 木瓜陈皮粥

【材料】取5克木瓜，5克陈皮，5克丝瓜络，5克川贝母及50克粳米作为食材。

【用法】将这些食材清洗干净备用，接着，将陈皮、木瓜、丝瓜络用油煎熬，去渣取汁之后，再将粳米、川贝母（切碎）加入其中，煮至米烂粥稠，加冰糖适量即可食用。随量服食。

【功效】平肝和胃，去湿舒筋，适用于痛风患者。

❋ 橘皮饮

【材料】取10～15克橘皮（干、鲜均可），10克杏仁，10克老丝瓜络作为食材。

【用法】将这些食材清洗干净，一起放入锅中，再加入适量的水，共同煮15分钟，澄清之后加入适量的白糖，即可饮用。可以代茶频饮，四季常服。

【功效】理气化痰，祛风通络，适用于痛风患者。

❋ 薏苡仁山药汤

【材料】取50克薏苡仁，15克山药，200克梨（去皮）作为食材。

【用法】将这些食材清洗干净，加入适量的水，用大火煮沸之后，用小火煎1～1.5小时，去渣之后留汁，再加入适量的冰糖调味即可。可以选择随量饮用。

【功效】健脾除湿，补气益肺，固肾益精，适合痛风患者食用。

❀ 木瓜煲带鱼

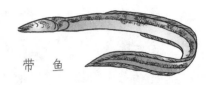

带 鱼

【材料】取250克生木瓜，200克鲜带鱼，6克陈皮，适量的葱花、香油、味精以及盐作为食材。

【用法】将生木瓜去皮洗净之后，切成片状备用。将带鱼的鳃及内脏去除之后，清洗干净，但是，不要将带鱼表层银白色油脂洗去，然后，切成长度为3.5厘米的鱼段待用。在油锅里放入适量的油，待油烧至六成热的时候，将葱花投入其中，一起翻炒，等出香味之后，投入带鱼段，煸炸的时候，适时地翻动，再加入适量的清汤或者清水，用大火煮沸，然后，将木瓜片放入其中，改用小火煲至木瓜片、带鱼肉熟烂，再加入适量的精盐与味精，搅拌均匀，淋入香油即成。食带鱼肉、木瓜片饮汤汁。可以佐餐当菜，随意服食。

【功效】补气养血，舒筋活络，和胃化湿，适用于痛风患者。

③ 肝肾亏损型

肝肾亏损型的痛风，其主要症状为反复发作，久治不愈，或者呈游走性疼痛，或者呈酸楚重着；严重的时候，甚至还可能会出现关节变形，不能活动，痹着不仁，神色疲惫，腰脊酸痛，气短自汗，舌淡少苔，脉细或者细弱。

❀ 栗子粥

【材料】取30克栗子粉，50克糯米（小儿减半）作为食材。

【用法】在栗子粉与糯米中，加400毫升的水，一起放入沙锅中，用小火煮成稠粥。早晚各1次。

【功效】健脾胃，壮筋骨，适合痛风患者服用。

✿ 菟丝子羊脊骨汤

【材料】取1根羊脊骨（连尾），25克肉苁蓉，18克菟丝子以及适量的调料作为食材。

【用法】然后，将菟丝子放入酒中浸泡3天，晒干之后，捣碎成末。将肉苁蓉酒浸1夜。羊脊骨清洗干净，切成块状。接着，将肉苁蓉、羊脊骨一起放入锅中，加入适量的清水，用小火煮2～3小时，再将菟丝子末放入其中，调味即可。菟丝子羊脊骨汤适合空腹的时候，随量饮用。

【功效】补肾益精，养肝明目，强筋骨，适合痛风患者食用。

✿ 巴戟牛膝煎

【材料】取12克巴戟天，12克怀牛膝，适量的调味料作为食材。

【用法】将巴戟天与牛膝清洗干净，一起放入锅内，再加入3碗清水煎熬，直至只剩下大半碗，再加入适量的调料即可。温热服用，每日1次。

【功效】补肾阳，强筋骨，祛风寒，适合痛风患者食用。

✿ 杜仲猪脊骨汤

【材料】取500克猪脊骨，30克杜仲，适量的陈皮与红枣作为食材。

【用法】将猪脊骨斩成块状，清洗干净，将陈皮、杜仲、红枣（去核）清洗干净。接着，将所有的食材一同放入瓦锅内，用小火煮2～3小时，直到猪脊骨熟烂为止，最后调味即可。可以佐餐食用，随量饮用。

【功效】补肝肾，强筋骨，适合痛风患者食用。

❈ 山药枸杞炖鹿茸饮

【材料】取30克鹿茸片，30克山药，15克枸杞子，以及适量的红枣、生姜、米酒作为食材。

【用法】将山药、枸杞子、红枣、生姜清洗干净，与米酒与鹿茸片一同放入炖盅内，再加入适量的开水，用小火隔水炖2小时，然后去渣留汁之后调味即可。可以随量饮用。

【功效】壮肾阳，强筋骨，养肝，润肺，补血，祛寒。适合痛风患者食用。

❈ 黄鳝补肝汤

【材料】取300克黄鳝，15克芦根，25克桑寄生作为食材。

【用法】将黄鳝剖开，去除肠杂，清洗干净，与芦根和桑寄生一同放入沙锅中，再加入适量的清水，用小火文炖，待鳝肉熟烂的时候，加入适量的油、盐调味，待至入味之后，即可食肉饮汤。每日1次。

【功效】益气血，强筋骨，祛风湿，适合痛风患者食用。

药酒：痛风患者的酒疗方

❈ 九藤酒

【材料】青藤、红藤、钩藤、丁公藤、桑络藤、菟丝藤、天仙藤、阴地蕨各120克，忍冬藤、五味子藤各60克。

【用法】将所有药物放在一起，研末成细末状，然后，用真绵将其包裹好，浸入适量的无灰老酒中，放入瓷罐中密封，不可以泄气。通常来说，如果是春秋应泡7日，冬天应泡10日，夏天应泡5日。每日3次，每次10毫升。

【功效】舒筋活络，清热除湿，宣痹止痛。

❋ 追风酒

【材料】祁蛇、雷公藤各30克，当归、牛膝、木瓜、杜仲、羌活、茯苓各18克，三七、土鳖虫、蝉蜕、红花、枸杞子、生川乌、地骨皮、生马钱子、生草乌各6克，再加上3条蜈蚣，泡酒3000毫升。

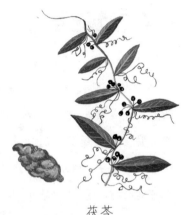

茯苓

【用法】半个月之后便可服用。每日2～3次，每次服15毫升。

【功效】活血止痛，祛风通络。主要用于顽痹，骨痹。

❋ 参苓橘红酒

【材料】人参10克（或党参30克），茯苓50克，橘红30克，白酒1000毫升。

【用法】将人参、茯苓及橘红浸泡入白酒中，并将其封闭，浸泡7天以上。睡前服用，每日30毫升。

【功效】化痰通络，益气活血。主要用于痹病气虚痰阻、骨节疼痛、肌肉麻痹等。

❋ 木瓜牛膝酒

【材料】木瓜120克，牛膝、桑寄生各60克，大曲酒500毫升。

【用法】将木瓜、牛膝、桑寄生一同放入大曲酒浸泡7天。每日2次，每次15毫升。

【功效】祛寒湿，补肝肾，通经络，止痹痛。主要用于高尿酸血症所致之痛风、血瘀痹阻等。

 专家小贴士

　　对于痛风患者而言，如果能够早期诊断，并且按照医生的嘱咐去治疗，现代治疗方法是可以让大多数患者过上正常人的生活的。即使是晚期患者，也可以根据治疗，使痛风石溶解，其关节功能与肾功能得到很大的改善。没有经过治疗的进行性肾功能障碍，往往会与合并高血压、糖尿病或者其他一些肾病有着很大的关系，很可能会进一步导致尿酸盐排泄障碍。这不但会加速关节内的病理进程，而且还会对生命造成极大的威胁。所以，痛风患者一定要早发现，早治疗，以免贻误最佳的治疗时机。

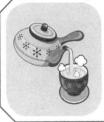

第三节 经络：

不吃药就能保健康的绿色疗法

 选穴：痛风针灸"第一课"

针灸也是一种治疗痛风非常有效的方法，小小的针用对了，就会产生神奇的疗效，从而让你远离痛风的折磨。而认识常见的穴位选择，则是学习针灸治疗的第一课。

1 针灸主穴：经常受累关节的局部取穴

① 脚趾关节：阿是穴、内庭穴、八风穴及太冲穴。

② 踝关节：阿是穴、丘墟穴、昆仑穴、太溪穴及解溪穴。

③ 掌指、指间关节：阿是穴与四缝穴。

④ 腕关节：阿是穴、阳池穴、合谷穴、阳溪穴。

⑤ 膝关节：内外膝眼穴、梁丘穴、阳陵泉穴、膝阳关穴、委中穴、足三里穴、曲泉穴。

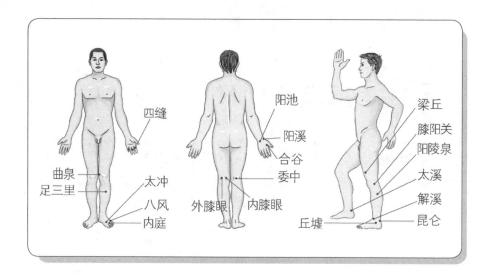

针灸配穴

① 风湿热型：大椎穴、曲池穴、身柱穴。

② 痰瘀痹阻型：膈俞穴、脾俞穴、血海穴、膀胱俞穴、内关穴。

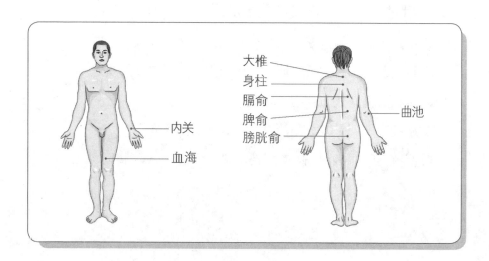

3 选择整体调节与局部调节

以大椎穴、足三里穴、风府穴、三阴交穴、曲池穴及丰隆穴为主穴。

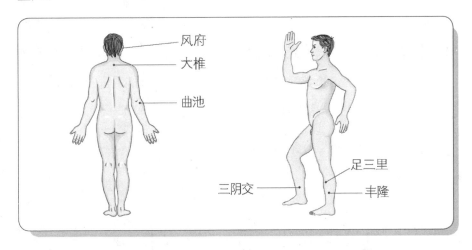

4 局部取穴

通常，在足部取大都穴、太白穴与太冲穴，在膝部取阳陵泉透阴陵泉，在腕部取阳池穴、合谷穴及外关穴，在肘部取曲池穴、手三里穴及会宗穴。用针的时候，应该采取泻法，每日1次，留针30分钟，每10分钟行针1次即可。

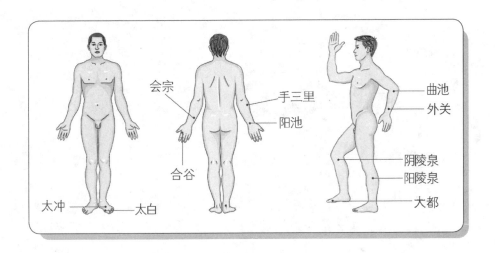

5 痛风间歇期的患者针刺穴位选择

由于肾排泄功能的好坏直接关系着尿酸在体内是否会异常增高，因此，在痛风间歇期，痛风患者应该补益肾气，以便能够增强排泄功能，体内尿酸的含量。在临床上，可以选择太溪穴、复溜穴、曲池穴、合谷穴、神门穴、足三里穴、气海穴、关元穴以及水道穴等穴位，采用毫针补法进行治疗，每周2次，10次为1个疗程。当然，为了改善体质，也可以选择长期利用针刺疗法来进行调补。

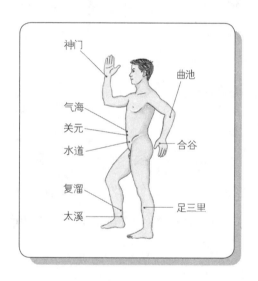

 如何进行体针治疗

1 正确取穴

1. 主穴

主穴共分为2组，第一组是足三里穴、三阴交穴与阳陵泉穴；第二组为曲池穴。

2．配穴

配穴也分为2组，第一组在内踝侧的包括太溪穴、太白穴及大敦穴；在外踝侧的包括昆仑穴、丘墟穴、足临泣穴以及束骨穴；而第二组为合谷穴。

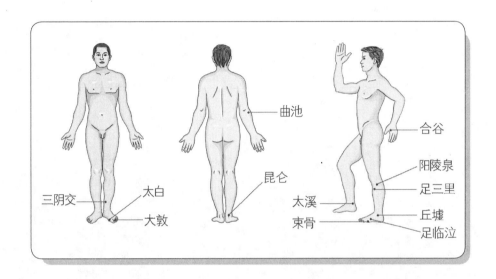

2 具体治法

如果病变发生在下肢，可以选择第一组穴位；而倘若病变发生在上肢，则可以选择第二组穴位。然后，以主穴为主，根据具体部位的具体病情酌加配穴。以1～1.5寸28号毫针刺入，得气之后，再采用捻转提插补泻手法；如果患者处于急性期，可以选择用泻法；如若患者处于恢复期，则可以用平补平泻法，这两种方法都可以留针30分钟。每隔10分钟行针1次。每日或者隔日1次，7～10次为1个疗程，而疗程间隔通常为3～5日。

刺血疗法：通过放血祛除身体邪气

1 正确取穴

1. 主穴

主穴共分为3组，第一组是阿是穴、太冲穴、内庭穴以及对应点；第二组为曲池穴、阳池穴、太冲穴、丘墟穴、太溪穴、阳溪穴、阳陵泉穴及血海穴；第三组为四缝穴、八风穴以及八邪穴。其中，阿是穴位置是在红肿热痛最明显处。而对应点位置是健侧手部阿是穴的对应部位。

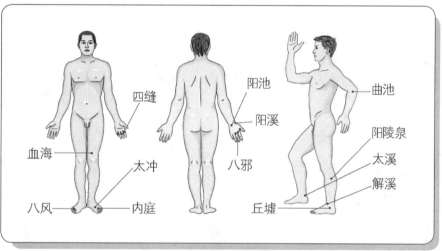

2. 配穴

配穴为华佗夹脊穴。

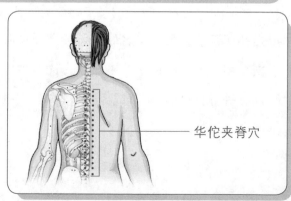

2 具体治法

每次选择一组穴位，三组可以交替使用，也可以单用一组，如果效果不太明显，就可以增加配穴。当选择第一组或者第三组穴位的时候，每次仅仅取患侧穴；当选择第二组穴位的时候，每次可以取2～3穴，交替选取，其中，除了阳池穴、太溪穴与血海穴取患侧外，其余各穴都取双侧。

第一组穴刺法

先以三棱针点刺阿是穴，放出几滴血；或者点刺肿胀的囊部，快速点刺之后挤压，可以挤出很多白色石灰状物质，直到周围再挤压也没有该物质渗出为止。然后，用26号1.5寸毫针，在对应点上刺1针，患侧太冲、内庭及以15°角三针围刺阿是穴（此三针针尖指向三棱针放血处），可以使用泻法，留针30分钟。

第二组穴刺法

首先，在所选穴区出，用手指力度适当地拍打几次，使局部出现充血症状，按照常规消毒，将手放在穴位两旁按压，令皮肤绷紧，用小号三棱针迅速地点刺穴位，深度应该视腧穴而定。用力挤压出血，在部分穴中，也可以针刺之后加拔火罐。通常，出血量以3～10毫升为宜。局部消毒，并且，可以加敷料包扎固定。

第三组穴刺法

用小三棱针点刺，进针0.1～0.2寸，将穴位中的血液或者淡黄色黏液挤出来，直到挤净为止。然后，取25毫米毫针在华佗夹脊穴处向椎体斜刺，进针应该大约为5分，如此强烈刺激，得气之后即可起针，不用留针。上述方法每周可以施用1～2次，通常，2～7次为1个疗程，疗程间隔一般为1周。

刺络拔罐：找到阿是穴，拔出瘀血

1 正确取穴

阿是穴。

2 具体治法

患者可以选择仰卧位，也可以选择端坐位，通常会选择受累关节局部为施术部位，进行常规消毒，用梅花针重重地叩刺，直至局部出血。需要注意的是：要把红肿处全部叩一遍。然后，选择不同型号的玻璃火罐，在叩刺的部位，用闪火法拔罐10～15分钟，然后，观察充血、出血的状况，每罐出血量最好在10～15毫升。如果在跖趾关节等小关节处，可以使用去底磨平的青霉素小瓶，用抽气法拔之，待瘀血出净之后，将罐取下来，用干棉球将瘀血擦去。每处每次拔出瘀血最好为5～10毫升。隔日1次或者每周3次进行1次，5次为1个疗程。

 针灸的适应证与注意事项

（1）针灸疗法对于肥胖型的痛风患者效果比较好，而消瘦型则效果就稍差一些，但是，无论是哪一种类型的患者都不能单纯地依靠针灸治疗就达到根治的目的，应该与其他疗法相结合，这样，才能增强其疗效。

（2）对于各种急性重症并发症应该谨慎使用或者禁止使用针灸疗法，而对于伴有关节、皮肤感染的患者，则一定要禁止使用针灸疗法来治疗。

（3）通常痛风患者的体质大多数都偏弱，并且，正气大多数也不足，非常容易引发感染，所以，针灸部位一定要严格地消毒，以避免感染。

（4）如果痛风患者在接受针灸之前，正在服用降尿酸药，那么，在进行针灸的时候，仍然应该按原量服用，等到病情得到改善之后，再逐渐地减少药量，直至最终停用药物，千万不要错误地以针灸疗法代替药物疗法。

（5）在进行针灸治疗的过程中，患者还应该控制饮食，与食疗相配合，并且，每天坚持进行体育活动，以便增强体质。如此一来，对针灸疗效的发挥也起到了很大的促进作用。

 专家小贴士

在利用针灸治疗痛风时候，除了可以使用上述几种方法之外，体针加一指禅按摩也具有非常好的疗效。

首先选择正确的穴位为阿是穴。阿是穴通常位于痛风石所在的位置。痛风石大多为隆起结节，大如鸡蛋，小似芝麻，总是发于耳轮、趾、指以及肘部等处。

寻得阿是穴后，沿痛风石的基底部从左右前后方向刺入4针，再沿痛风石正中与刺入痛风石基底部针垂直方向刺入1针，采用提插捻转法，得气后留针20分钟。起针后以拇指用一指禅手法推患部，同时采用按压挤揉法，时间为15分钟。隔日1次，5次为1个疗程。

第四节

运动：小动作有大疗效

痛风患者运动应"循规蹈矩"

　　大多数的痛风患者可能存在高血脂、动脉硬化及超重等现象，常常会合并糖尿病、高血压，其患者的年龄也大都在50岁以上。那么，在治疗痛风的时候，就必须标本兼治，因此，控制饮食，严禁食用含有丰富嘌呤的食物，同时，还要注意减肥，控制体重，适当地增加体育锻炼，这些都是治疗痛风有效的辅助手段。

　　适当的体育锻炼能够增强体质，促进自身血液循环，增加细胞对葡萄糖的利用率，从而降低血糖、血脂，达到减肥的目的。并且，适当的体育锻炼还能够有效地防止糖尿病与动脉硬化，使心脏功能得以改善，促使血压平稳，从而减少心血管并发症。

　　不过，痛风患者在进行体育锻炼之前应该先接受专科医生的指导，可以做一些相关的检查，对自己的体制做一个正确的评估。然后，根据自身的实际情况选择适合自己的体育项目，确定最佳的运动强度与运动时间。

　　总的来说，痛风患者应该注意以下几点：

1 不宜剧烈活动

一般来说，痛风患者不适合参加剧烈运动或者是长时间体力劳动，比如打球、篮球、滑冰、跳跃、爬山、跑步、长途步行以及旅游等。这些运动项目过于剧烈，活动量太大，时间也特别长，会导致患者出汗大量增加，血容量及肾血流量迅速减少，同时，尿酸、肌酸等排泄也跟着减少，从而可能会出现一过性高尿酸血症。

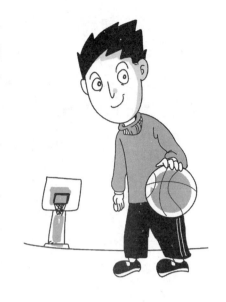

除此之外，剧烈运动之后，体内的乳酸增加，会对肾小管排泄尿酸产生抑制作用，可以暂时升高血尿酸。现在，大量的研究资料已经证实，剧烈或者长时间的活动之后，患者可能会出现高尿酸血症，在这种情况下不仅不利于痛风患者病情的改善，而且还有可能诱发痛风性关节炎。所以，痛风患者应该尽量避免剧烈运动或者进行长时间的体力活动。

2 坚持合理运动方法

虽然痛风患者不适合参加剧烈的活动，但是可以选择一些简单的运动，比如散步、打太极拳、跳健身操、匀速步行、骑车、练气功以及游泳等，其中，步行、骑车和游泳是最合适的。因为这些运动的活动量较为适中，运动时间也比较容易把握，只要体力分配得合理就既能够达到锻炼身体的目的，又能够防止或者减缓高尿酸血症进程。患者在运动的时候，应该从小运动量开始，循序渐进。运动的关键在于持之以恒，同时，还要注意在运动过程中适当的休息。如果总共安排了1小时的运动锻炼，那么，每活动15分钟，就可以停下来休息一会儿，并且，喝点水补充体内的水分，可以休息5～10分钟之后，再活动15～20分钟。这样，1小时的运动可以分为3个阶段进行，以避免由于运动量过大或者时间过长而造成不良的反应。

3 运动与饮食结合起来

我们都知道单纯的运动锻炼不能达到特别有效地降低血尿酸的效果，但是，如果与饮食保健结合起来，则会收到神奇的效果。不过，痛风患者在结合饮食治疗的时候，需要注意三点：第一，尽量要避免进食高嘌呤食物；第二，多饮水，每日饮水应在2000毫升以上；第三，积极戒酒。

总之，养成良好的饮食习惯与生活方式，有劳有逸，避免精神过度紧张，再结合积极的运动锻炼，不但可以稳定患者的病情，而且还能够极大地提高患者的生活质量，是预防并治疗痛风的有效措施。

练瑜伽可减少痛风发作

人体的骨骼都是以关节相连的，而关节需要经常活动，所以，其承担着很大的耐磨力与拉扯力。并且，骨头不但是运动所必需的，而且，同时还承担着身体的重量。关节的对人体的重要性由此可见一斑。

痛风是我国一种非常常见的疾病。痛风患者的关节中的柔软缓冲垫会慢慢地消失，而骨与骨之间的摩擦会越来越多，从而导致腿骨与臂骨出现僵硬的现象。而对于运动不足、不良姿势以及消化不良或者食肉过多的人，关节也会受到严重的损害，造成未老先衰。而练习瑜伽可转动各处的关节，令其具有柔软与弹性，降低骨与骨之间的摩擦。所以，经常练习瑜伽能够帮助减少关节炎或者痛风的形成。有时，在练习瑜伽的过程中，会听到骨头啪啦作响，这是积聚在关节周围某些有害的化学物质正在分解的现象，当然，也有可能是筋骨、肌肉或者韧带牵扯时滑过骨头时发出的声音。

 专家小贴士

在痛风的运动治疗过程中，除了参加一些体育活动之外，也可以坚持按摩。每天起床之后与晚上睡觉之前，坚持按摩5个部位，包括大、小腿、膝、踝以及脚大拇指关节等，两个穴位，包括劳宫穴在手心与涌泉穴在脚心，各自按摩100次，早晚各用30分钟左右。并且，坚持在每天晚上睡觉之前，用热水泡脚20分钟。

 ## 年轻痛风患者的运动注意

20～30岁的年轻痛风患者身体发育达到一生中的高峰，但身体的柔韧性和平衡感却开始消退，因此患者在进行肌肉锻炼的同量，平衡感和柔韧性练习不可偏废。

在痛风发作期，由于患者关节疼痛往往忽略了运动，其实此时患者还是可以坚持健肢锻炼的，由于全身血液循环加快，病灶血液供应也增加，有利于带走炎性产物。此时患者可以快步走和韧带牵拉及平衡练习为主。有些患者可能会为不能坚持往日的运动量而苦恼，这是没有必要的，因为此时关节本来就处于水肿的状态，如果剧烈活动了，会使水肿加剧，关节炎的症状也会加重。

在痛风的缓解期，如果患者没有关节的畸形，而近期亦比较平稳，活动量可以相对大一些，可以选择游泳、跑步、室内器械等活动量大的运动。患者还要进行韧带牵拉和平衡练习等。每周运动最好保持在 3 次，每次锻炼20～30分钟，每次要锻炼到出微汗。

中年痛风患者的运动注意

30～40多岁的中年痛风患者是社会和家庭的中坚力量，生活和工作压力比20多岁的人更大。由于此时骨骼开始出现骨质疏松，女性尤其需要重点进行力量素质的锻炼，以塑肌肉和保持骨骼健康，还要在健身活动中将伸展、柔韧性和平衡锻炼包括进去。

这个年龄阶段的痛风患者一定要养成锻炼的习惯，可以选择如远行、爬楼梯、打网球等运动。对身体的好处是能增加体力，加强下半身肌肉，特别是双腿。打网球则是非常合适的全身运动，能增加身体各部位的灵敏度与协调性。像爬楼梯，既可以健身，又比较容易做到。在心理上，这些运动让人神清气爽，会缓解紧张和压力。

痛风患者在痛风发作期和缓解期的活动量是不同的，只要没有影响到患病关节，患者可以进行伸展、柔韧性和平衡锻炼，但肌肉力量的锻炼在痛风发作期一定要加以控制。

老年痛风患者的运动注意

50～60多岁的痛风患者需要面对的是更年期问题和自主神经紊乱等，还有心血管病的威胁。如果能坚持运动，把压力以运动的形式排除，就可以不同程度地调整这些问题。此时若想保持健康体重，就必须进行更多的锻炼。然而，这个年龄段运动时容易突发各种疾病，所以锻炼时一定要多加小心。这个时期锻炼不要追求达到一个什么样的速度，可以选择慢跑为主，加入一些弹跳性运动，如踮脚尖等。患者在痛风发作期也要坚持活动，哪怕是不能下地活动，也要举手抬腿，以活血通络。总之，不能轻视运动对痛风的治疗功效。

70岁以上的痛风患者进行运动安全第一。此时柔韧性和平衡锻炼要比以前任何时候都显得重要。患者最好养成规律性的、持续性的运动习惯，可以选择散步、跳交谊舞等运动。散步能强化双腿，帮助预防骨质疏松与关节紧张；交谊舞能增进全身的韵律感，协调感和优雅，非常适合不常运动的人，同时，交谊舞是集体项

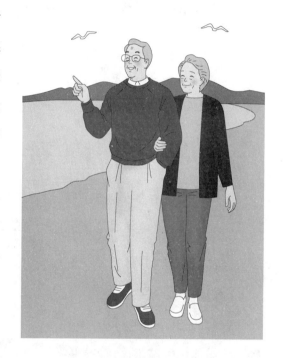

目，也可以缓解老年人孤独的心理。高龄的痛风患者在痛风急性期提倡多休息，缓解期则可以适量活动，但总的原则是安全第一。

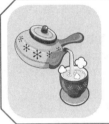

第五节

药疗：痛风患者必知常用药

中成药：省事省力又见效

中成药是已经加工好的中草药，其剂型多样，包括丸、散、膏、丹等，是我国医药学家精心研究而创造的有效方剂的亮点。

治疗痛风常见的中成药有：

1 乳药丸

乳药丸的主要成分为乳香、没药、穿山甲、代赭石、羌活、川乌、蝎及草乌等。其功能为祛风止痛，活血通络，主要用于治疗痛风，尤其是辨证属血瘀痰阻型的痛风。其实，乳药丸就是醋糊丸，大小与梧桐子差不多，用温开水送服，每日3次，每次11丸。

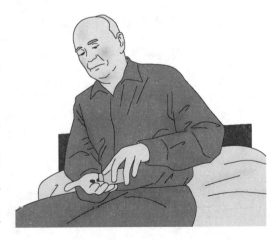

② 十藤酒

十藤酒的主要成分为青藤、红藤、丁公藤、钩藤、桑络藤、菟丝藤、天仙藤、阴地藤、忍冬藤以及五味子藤。其功能为清热祛风，除湿通络。主要用于治疗痛风，尤其是辨证属湿热痹阻型的痛风。每日服用3次，每次30～50毫升。

③ 四妙散

四妙散的主要成分为威灵仙、白芥子、羊角灰及苍耳子等。其功能是化痰理气，通络止痛。主要用于治疗痛风，特别是辨证属血瘀痰阻型。用姜汁送服，每日3次，每服3克。

④ 豨莶丸

豨莶丸的主要成分为豨莶草与蜂蜜。其功能为舒筋活血，祛风除湿，利关节，主要用于治疗各种类型的痛风，用温开水送服，每日3次，每次9克。

⑤ 舒筋活血丸

舒筋活血丸的主要成分为地鳖虫、骨碎补、桃仁、桂枝、熟地黄、栀子、自然铜、乳香、儿茶、红花、怀牛膝、当归、白芷、赤芍、续断、三七、大黄、马钱子、苏木及冰片。其功能为活血化瘀，通络止痛。主要用于治疗痛风，尤其是辨证属血瘀痰阻型的痛风。用温开水送服，每日3次，每次1丸。

⑥ 人参归脾丸

人参归脾丸的主要成分为人参、白术（麸炒）、茯苓、甘草（蜜炙）、黄芪（蜜炙）、当归、木香、远志（去甘草炙）、龙眼肉以及酸枣仁（炒）等，其功能为养血健脾，主要用于治疗正虚邪恋型痛风。用温开水送服，每日3次，每次1丸。

7 金匮肾气丸

金匮肾气丸的主要成分为熟附子、桂枝、山药、山茱萸、熟地黄、茯苓、泽泻及牡丹皮等。其功能为温补肾阳。主要用于治疗痛风，尤其是辨证属肝肾不足型偏阳虚者。用淡盐水送服，每日3次，每次1丸。

8 六味地黄丸

六味地黄丸的主要成分为熟地黄、炒山药、牡丹皮、山茱萸、泽泻及茯苓等。其功能为滋阴补肾。主要用于治疗痛风，尤其是辨证属肝肾不足型偏阴虚者。用淡盐水送服，每日3次，每次1丸。

9 新癀片

新癀片的主要成分为三七、牛黄等，其功能为清热解毒，散瘀消肿，消炎止痛，主要适用于湿热痹阻型痛风。饭后用温开水送服，每日3次，每次4片。

10 四妙散

四妙散的主要成分为威灵仙（酒浸）、羊角灰、白芥子以及苍耳（一云苍术）等，其功能是理气止痛，化痰通络，主要用于治疗痰阻血瘀型痛风，用姜汁送服，每日3次，每次3克。

 ## 中药方剂：痛风患者对症取用

1 扶正方

扶正方的成分为藕节30克，水蛭3克，当归30克，土茯苓30克，露蜂房6克，防风6克，葛根6克，羌活3克，茵陈10克，黄芩10克，炒苍术10克，苦参10克，生甘草15克，桂枝3克，知母10克，水红花子10克。水煎服用。急性发作的时候，可以每日3次，一般来说，连续服用15日基本上就可以控制症状了。本方通筋活络，散结止痛。

2 扶正方加味

扶正方加味的成分为太子参30克，旱莲草15克，焦山楂30克，生黄芪30克，苍术10克，女贞子15克，丹参30克，牛膝10克，土茯苓30克，黄柏10克，晚蚕沙15克，制乳香、制没药各6克。水煎服用，每日3次，通常，13日为1个疗程。本方祛风利温，清热通络。

3 痛风饮

痛风饮的成分为虎杖、灯笼草、苍术、牛膝、掉毛草及九子连环草各15克，萆薢与土茯苓各20克，甘草6克，薏苡仁30克。严重发热的患者可以加大虎杖的用量，并添加黄柏与知母；湿盛的患者可以加大萆薢与苍术的用量，并添加防己；肿盛的患者可以增加灯笼草与九子连环草的用量；疼痛难忍的患

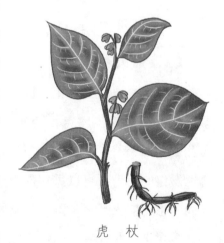

虎 杖

者可以增加七叶莲；腹胀的患者可以增加马蹄香与苦参。先将上述各药用冷水浸泡30分钟之后，再加入一定量的水至300毫升，煎沸30分钟之后取150毫升的汁，二煎加300毫升的水，煎沸30分钟之后，取150毫升的汁，两煎混合，温热服用，分为2次服用，每日1剂，通常，10天为1个疗程，服药的时候，要注意忌饮茶。本方其功能是清热除湿，祛

风通络，主要用于治疗痛风。

4 痛风宁

痛风宁的成分为苍术、当归、车前子、防己、黄柏、木瓜各10克，延胡索、金银花、滑石各20克，忍冬藤、土茯苓、薏苡仁各30克，赤芍15克，甘草、炙乳香各6克。如果患者处于痛风性关节炎急性发作期的时候，可以增加知母15克，生石膏60克，三棱、莪术各10克；倘若是并发肾脏尿酸结石的患者，可以增加金钱草30克，石韦、海金沙各10克。水煎服用，每日1剂，分3次服。局部可以用重楼大黄汤，其主要成分为重楼100克，大黄50克，芒硝120克等，水煎之后，用以外洗痛处。此外，在治疗期间，患者应该禁止食用高嘌呤食物，禁止饮酒，多注意卧床休息，多喝开水。通常，1个月为1个疗程。本方祛风通络，清热利湿，主要用于治疗痛风。

5 定痛灵

定痛灵的成分为黄柏、昆布、海藻、栀子、汉防己、木瓜、车前草、槟榔、秦艽各15克，山慈姑、木通各6克，蝎3克，僵蚕10克，黄芪20克，绿茶适量。水煎服用，每日1剂，分为2次服用。如果是急性发作的患者，可以采用局部外敷金黄膏。需要注意的是，在治疗期间，患者应该严格地限制高嘌呤与高热能饮食的摄入，严禁吸烟喝酒，多喝水，多吃一些碱性食物，并定期到医院去复查血尿酸。本方清热利尿，散结定痛，主要用于治疗痛风性关节炎。

6 痛风汤

痛风汤的成分为黄柏12克，紫草20克，薏苡仁30克，土茯苓30克，赤芍15克，蒲公英20克，山慈姑12克，虎杖20克，川牛膝18克，草薢15克，防己9克，泽泻15克，水蛭6克。水煎服用，每日1剂，分为

2次服用，10日为1个疗程。主要用于痛风性关节炎。本方祛风散结，通筋止痛。

7 活血利水清热方

活血利水清热方的成分为黄柏15克，苍术15克，土茯苓20克，蚕沙20克，牡丹皮15克，蒲公英20克，木瓜10克，泽泻15克，赤芍15克，车前子15克，黄芪30克，木通10克，防己10克。水煎服用，每日2次，20剂为1个疗程。如果患者的关节出现比较明显的红、肿、热、痛等症状，可以采取外敷消炎止痛膏来进行治疗。它是由大黄1份，薄荷4份，黄柏6份，栀子2份，五灵脂8份，蒲公英4份，木瓜4份，姜黄4份组成的，一起研成细末状，再加入适量的水与蜜各半调匀成膏即可，主要用于治疗痛风性关节炎，尤其是证属邪毒客于经脉、热毒流注关节、阻隔经络的患者。本方散瘀活血，消肿止痛。

8 土苓降浊汤

土苓降浊汤的成分为泽兰、当归各20克，土茯苓、萆薢、泽泻各30克，薏苡仁24克，红花、桃仁各12克。如果患者红肿症状特别严重，可以增加黄柏、金银花、苍术、车前子、汉防己及蚕沙；麻痹疼痛严重的患者可以增加蜈蚣、蝎、炒延胡索；对于关节漫肿及结节质软的患者，则可以增加白芥子、僵蚕、陈胆南星；而关节僵直、结节质硬的患者，可以增加炮穿山甲、僵蚕、蛴螬、露蜂房；倘若患者的病程较长，就可以添加豨莶草与威灵仙等。水煎服用，每日1剂，30日为1个疗程。本方散结祛风，消瘀止痛。

9 樟木屑洗方

樟木屑洗方的主要成分包括樟木屑1.5～2.5千克，待急流水中煮开，就趁热浸洗，每日1次，每次40分钟，连续洗7～10次，主要用于治疗痛风性关节炎。

 外用药酒方

外用药酒方的成分为生川乌、生草乌、白芷、肉桂、全当归各15克，红花10克，白酒500毫升，将上述药材在白酒中浸泡24小时之后，去渣取酒，再将10瓶风油精加入其中，然后，将其装入瓶中。使用的时候，直接取之涂于痛处，每日数次，通常10日为1个疗程，外用药酒方主要用于治疗痛风关节疼痛。

验方：痛风患者实践出真知

验方1

【配方】黄芪50克，附子、羌活、白芍、制半夏、萆薢、当归、淫羊藿、茯苓、酸枣仁各9克，防风、独活、肉桂、细辛、炙甘草各6克，川芎4.5克。

【用法】水煎服用，每日1剂，服3次。通常服用1个月左右症状就会消失。

【功效】补气养血，消肿止痛，舒筋活络。

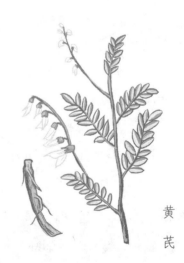

黄芪

验方2

【配方】生大黄、芙蓉叶、赤小豆各等份。

【用法】将上各药共同研成细末状，然后，按4∶6之比加入凡士林，将其调和成膏，敷于患处。每日1次，通常10次为1个疗程。

【功效】清热，利湿，止痛，主要适用于痛风性关节炎局部红肿疼痛的患者。

验方3

【配方】白芍、当归、甘草各60克，蜈蚣、细辛各20克，白花蛇30克，白酒2000毫升。

【用法】将上述各药研细，用布包好，放入酒内浸泡10天即可服用。每日2次，每服30毫升，通常25日为1个疗程。每疗程之间应该歇5日。一般来说，用药1～2个疗程之后症状就会完全消失。

【功效】活血化瘀，消肿止痛，祛温通络。

验方4

【配方】木瓜20克，伸筋草30克，败酱草30克，黄柏20克，威灵仙20克，苍术20克，水煎取汁。

【用法】用药液熏浸泡洗患处20分钟，每晚1次，药渣药汁可以反复加热熏洗3次，通常以15日为1个疗程。

【功效】温经活络，消肿止痛。

验方5

【配方】生川乌、生草乌、没药、胆南星、防己、当归、独活、红花、生半夏及乳香。

【用法】取上述诸药各等份，将其研磨成末，加入适量氢化可的松并将其调成糊状，然后，将其敷于患处的关节上，再用纱布包好，保持24小时之后。换药再敷，通常以3次为1个疗程。

【功效】活血化瘀，消肿止痛，祛湿通络。

验方6

【配方】川乌、草乌、白芷、桂枝、全当归各15克，红花10克，白酒500毫升。

【用法】将上述各药放入白酒中，浸泡24小时之后，去渣取酒，再将10瓶风油精加入其中，摇匀之后装瓶中备用。使用的时候，直接蘸药搽涂于患处，

【功效】具有温经活络的功效，主要用于治疗痛风关节疼痛。

验方7

【配方】大川乌（去皮烘燥研末）2个，蝎（水洗）21枚，黑豆（炒）21粒，麝香0.75克，地龙（焙干去泥）15克。

【用法】将上述各药共同研为细末，制成粉糊丸状，大小如绿豆，用温酒送服，每次10丸。

【功效】活血化痛，通筋活络。

验方8

【配方】川芎30克，白芷15克，南星（姜制）、黄柏（酒炒）、苍术（泔浸）各60克，羌活9克，神曲（炒）30克，桃仁15克，防己15克，桂枝9克，威灵仙（酒拌）9克，龙胆草1.5克，红花（酒洗）4.5克。

【用法】将上述各药研成末状，制成如梧桐子般大小的丸子。空腹时用白汤送服，每服100丸。

【功效】活血理气，消肿止痛。

验方9

【配方】钩藤根250克，适量的烧酒。

【用法】在钩藤根中加入适量的烧酒，浸泡1天之后分3日服完。

【功效】活血，理气，止痛。

验方10

其成分为萆薢20克，薏苡仁30克，虎杖、牛膝、苍术、灯笼草、掸毛草、韭菜子各15克，甘草6克。

【用法】将上述各药放在一起，加入300毫升的凉水，浸泡30分钟之后，煎熬30分钟，取150毫升的汁。煎3次混在一起，分为3次服，每日1剂，通常以10日为1个疗程。

【功效】温经活络，活血止痛。

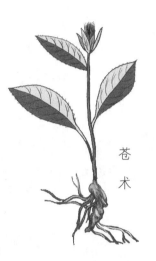

苍
术

验方11

【配方】珍珠莲根（或藤）、毛竹根、牛膝、钻地风根各30～60克，丹参30～120克。

【用法】水煎服用，可以与黄酒一起饮用，早晚空腹的时候服用。

【功效】通络止痛，祛风活血，主要用来治疗慢性痛风。

验方12

【配方】独活、归身、牛膝、铁马鞭、木瓜、桂枝各6克，党参15克，蝉蜕7个，龟板胶3克，炙甘草3克。

【用法】水煎服用，每日1剂，分为2次服用，通常以10日为1个疗程。

【功效】消肿止痛，通筋活络。

验方13

【配方】泽泻、萆薢、赤芍各15克，薏苡仁、土茯苓各30克，虎杖、蒲公英各20克，山慈姑、黄柏各12克。

【用法】将上述各药水煎服用，每日1剂，分为2次服用，通常以10日为1个疗程。

【功效】通经活络，活血化瘀。

验方14

【配方】苍术15克，牛膝6克，黄柏15克，丹参15克，蚕沙12克，五灵脂9克，延胡索15克，白芍12克，木瓜10克，桑枝12克，茯苓15克，槟榔10克，升麻3克，路路通15克，甘草3克。

【用法】水煎服用。

【功效】具有活血通络、祛风除湿的功能。

验方15

【配方】十八味党参散，包括党参、草乌、手掌参、毛诃子、安息香、儿茶、鸭嘴花、决明子、盐精、麝香、余甘子、木香诃子、乳香等药。

【用法】餐后5～10分钟的时候，用温开水送服，每日2～3次，每次1～2克，通常1个月为1个疗程。在服药期间必须忌食酸性、海鲜以及各种生、冷等食物；禁止吸烟饮酒。此外，在日常生活中，还应该注意尽量避免在潮湿、阴冷的环境下居住或者坐卧，与此同时，注意防止着凉，预防感冒。

【功效】具有消炎止痛、杀虫、愈疮疡、除黄水的功能。主要用于足肿、痹病、湿疹、肢体关节红肿疼痛、不能自由伸展等。

秋天仙碱：急性发作时的特效药

秋水仙碱能够很好地抑制白细胞的移动，从而有效地控制炎症，对于痛风性关节炎有着神奇的疗效，是治疗痛风的首选西药。但是，有一些肾脏功能不好的患者，如果按照该药的说明书用法服用：每2小时服1片，常常会产生严重的呕吐及腹泻等不良反应。比较明智的改进是减少用药的剂量，每天上午与下午各服1片秋水仙碱。与此同时，还可以加服镇痛抗炎药。新型的镇痛抗炎药可以很好地减低对肾与胃的不良反应，并且保留较好的镇痛抗炎作用，比如，西乐葆、普威、芙太青、万络、乐松、莫比可及扶他林（双氯芬酸）等，可以从中任选一种与之配合使用。如果再同时应用碳酸氢钠片（苏打片），则可以大大增加尿酸的溶解度。

不过，在痛风性关节炎的治疗过程中，需要特别注意两点要求：第一，如果患者处于急性痛风性关节炎的发作期，请不要服用促进尿酸排泄的药，比如，苯溴马隆（痛风利仙）、丙磺舒与抑制尿酸生成的药，比如，别嘌呤醇等。因为它们能够使尿酸水平降低，最终促使急性发作期延长或者再发。第二，当患者处于痛风性关节炎的发作间歇期的时候，还必须继续治疗。其治疗原则是消除或者控制诱发痛风的危险因素，从而降低血尿酸水平，达到治疗或者改善肾脏功能的效果。

专家小贴士

有很多都对痛风是否属于遗传病，是否父辈患有痛风，其必然会患上痛风，存在着很大的疑惑。虽然痛风发病与遗传有着一定的关系，但是，明确地属于遗传性疾病的患者，还是特别罕见的，仅仅占1%~2%。比如，自毁容貌综合征与糖原积累病I型等。常见遗传类型是X连锁隐性遗传、常染色体隐性遗传和多基因遗传等，其中，绝大多数属于多基因遗传。所以，痛风也许会存在家属性高发的可能，但是，这并不是说，父辈有痛风，子代就必然会得痛风。不过，一级亲属关系中，如果有两例痛风的家系，那么这个家系中痛风患者的儿子到了一定年龄的时候，患痛风的几率比其他人要高很多，因此，需要定期到医院去做检查。

 非甾体抗炎药：炎症干扰药

非甾体抗炎药通常用于治疗急性痛风，疗效明显而不良反应比秋水仙碱小。但非甾全抗炎药的疗效还是因为其不良反应而受到限制，最常见的不良反应有胃肠反应和肾脏损害。前者有恶心、上腹痛、消化不良、溃疡、出血等；后者包括肾病综合征、间质性肾炎、肾乳头坏死和急性肾衰。

常用的药物有：

1 吲哚美辛

吲哚美辛适用于解热、缓解炎性疼痛作用明显，故可用于急、慢性风湿性关节炎、痛风性关节炎及癌性疼痛；也可用于滑囊炎、腱鞘炎及关节囊炎等。口服：开始时每次服25毫克，1日2～3次，饭时或饭后立即服（可减少胃肠道不良反应）。禁用于溃疡病、震颤麻痹、精神病、癫痫、支气管哮喘病人，肝肾功能不全者、孕妇及哺乳期妇女。

2 芬必得

用于缓解轻至中度疼痛如关节痛、肌肉痛、神经痛、头痛、偏头痛、牙痛、痛经。也用于普通感冒或流行性感冒引起的发热。口服。成人每次1粒，每日2次（早晚各1次）。该药耐受性好，不良反应低，一般为肠、胃不适或皮疹、头痛、耳鸣。肠、胃病患者慎用，孕妇及哺乳妇女慎用，心功能不全及高血压患者慎用。

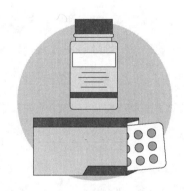

3 阿司匹林

阿司匹林具有解热、镇痛和抗炎的作用。可用于治疗风湿热、关节炎等。阿司匹林的制剂目前多为肠溶片，用于解热镇痛时，一般每次0.3~0.5克，每日3次，饭后口服。用于抗风湿时，每日3~4次，每次1.0~1.5克。本药较常见的不良反应有恶心、呕吐、上腹部不适或疼痛等胃肠道反应。妊娠期女性要避免使用。

双氯芬酸钠

双氯芬酸钠用于缓解痛风性关节炎、风湿性关节炎、类风湿关节炎、骨性关节炎、强直性脊柱炎等多种慢性关节炎的急性发作期或持续性的关节肿痛症状。本药最初每日剂量为100~150毫克。对轻度患者或需长期治疗的患者，每日剂量为75~100毫克。通常将每日剂量分2~3次服用。其不良反应有上腹疼痛，其他的胃肠道症状，如恶心、呕吐、腹泻、腹部痉挛、消化不良、胀气和厌食。本药宜于饭前服用。

肾上腺皮质激素：炎症干扰药

当严重急性痛风发作并伴有较重全身症状，而秋水仙碱或非甾体抗炎药无效，或不能耐受或有禁忌时，可合用肾上腺皮质激素。其中以促肾上腺皮质激素效果最佳。常用25~50单位加入葡萄糖液500毫升内静脉滴注，维持8小时，每天1次，或50单位肌注，每6~8小时1次，均连用2~3天。亦可以琥珀酸氢化可的松200~300毫克，每天1次，静脉滴入，或泼尼松每日30毫克，分次口服。由于促肾上腺皮质激素或皮质类固醇撤药后发生反跳现象，故最好同时和接着应用维持量秋水仙碱或消炎痛（吲哚美辛）等维持1周。病变局限于个别关节者，可用醋酸氢化可的松25~50毫克，作关节腔内局部注射。亦可用去炎松（曲安西龙）10~25毫克、醋酸泼尼松25毫克或双醋酸氢化可的松5毫克，局部注射，疼痛常在12~24小时内完全缓解。

降尿酸药：抑制尿酸生成药和促尿酸排泄药

目前临床上常用的抑制尿酸合成的药物是别嘌醇。该药是一种强力的嘌呤氧化酶抑制剂，它也是迄今为止唯一能有效减少尿酸生成、降低人体内尿酸水平的药物。促进尿酸排泄的药物主要包括水杨酸类、磺吡酮、丙磺舒等。该类药物可以阻止肾小管对尿酸的重吸收增加尿酸的排出，从而起到降低人体内血尿酸水平的作用。

1 别嘌醇

用于原发性和继发性高尿酸血症，尤其是尿酸生成过多引起的高尿酸血症及反复发作或慢性痛风患者。口服，成人常用量：初始剂量一次50毫克，一日1~2次，每周可递增50~100毫克，至一日200~300毫克，分2~3次服用。会有皮疹、腹泻、恶心、呕吐和腹痛等不良反应。患者服药期间应多饮水，并使尿液呈中性或碱性以利尿酸排泄。有肾、肝功能损害者及老年人应谨慎用药。

2 磺吡酮

临床用于治疗慢性痛风，减缓或预防关节痛风性病变和痛风结石形成。成人口服每次0.1~0.2克，每日2次，剂量可递增至每日400~800毫克，时间可用至1周。维持量：每次100~400毫克，每日2次。会有腹痛、恶心及皮疹，也可加重消化道溃疡，促使痛风急性发作。偶有贫血、粒细胞及血小板减少的报道，长期用药应定期检测血常规。服药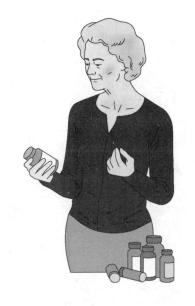期间应加服碳酸氢钠并适当多饮水，以减少肾结石的形成。肾功能障碍及有消化性溃疡史者慎用。

3 丙磺舒

主要用于痛风发作间期和慢性期以控制高尿酸血症，适用于血尿酸增高、肾功能尚好、每天尿酸排出不多的患者，也用于噻嗪类利尿剂所致或有发生痛风危险的高尿酸血症的治疗。慢性痛风：口吸取每次0.25克，每日2次，1周后可增至每次0.5~1克，每日2次。增加青霉素类药物的作用：每次0.5克，每日4次，儿童25毫克/千克，每日3~9小时1次。少数患者可见胃肠道反应、发热、皮疹。治疗初期可使痛风发作加重，是由于尿酸盐由关节移出所致。老年人、肝肾功能不全、有活动性消化性溃疡或病史及肾结石等。痛风性关节炎急性发作症状尚未控制时不用本药。

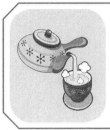

第六节

保健：痛风防治细节

 以水为药：痛风患者饮水有讲究

有生命的地方，就离不开水，水是生命的源泉。人们对水的需求量仅次于氧气。而水对于养生也有着非常重要的作用，我们应该学会有技巧地喝水，这样才能够将水的养生功能发挥到极致，尤其是痛风患者更应该引起重视。

通常来说，当尿液偏碱性的时候，尿酸就很容易排出体外，所以，痛风患者怎样饮水有着很大的讲究。饮用水的pH值一般应该在6.5～8.5之间，由于偏酸性的纯净水不利于尿酸的排出，因此，痛风患者的最好的饮水选择应该是自来水，当然，也可以选用矿泉水。如果痛风患者的肾功能正常，还可以加服小苏打片，每日3次，每次1克，从而碱化尿液促进尿酸的排出。

那么，除了单纯的水之外，痛风患者是否能够饮茶与咖啡呢？传统的观点认为，茶叶与咖啡中分别含有茶叶碱与咖啡因，而这些甲基嘌呤物质很容易转变为尿酸，所以，痛风患者应该远离茶与咖啡。然而，进一步的研究显示，茶叶碱与咖啡因在人体内代谢之后生成的甲基尿酸盐，其分子结构与尿酸盐不同，一般不会沉积而形成痛风石。因此，目前专家认为，禁止痛风患者饮茶、喝咖啡，是没有科学根据的。并且，这两种饮料都呈弱碱性，适量地饮用还应促进尿酸从尿液中排出。

痛风患者多饮水除了具有上述的功效之外，还可以降低血液黏度，能够很好地预防痛风并发症，比如心脑血管病等。但是，痛风患者在饮水的时候，必须讲究科学饮水，合理饮水。

1 饮水习惯

痛风患者应该养成良好的饮水习惯，坚持每日饮用定量的水，不可平时不饮，临时暴饮。

2 饮水时间

痛风患者不应该在饭前半小时内以及饱食后立即饮用大量的水，因为，这种饮水方式会冲淡消化液，影响食欲，并且，妨碍消化功能。而在两餐之间、晚上与清晨才是最大的饮水时间。其中，晚上是指晚餐后45分钟到睡前的这段时间，而清晨则是指起床后到早餐前30分钟的这段时间。

3 饮水与口渴

通常人们都是感到口渴之后才会饮水。但是，痛风患者在饮水问题上要采取积极的态度，不能总是等到有口渴感的时候才开始饮水，因为出现口渴感觉的时候，则说明体内明显处于缺水状态，这个时候才饮水对促进尿酸排泄效果不大。

4 饮茶

在中国有很多人都喜欢饮茶，痛风患者可以适当地用茶来代替白开水，但是，需要注意的是，由于茶中含有鞣酸，很容易与食物中的铁相结合，从而形成不溶性沉淀物，进而影响铁的吸收。除此之外，茶中的鞣酸还可以与体内的某些蛋白质相结合，从而形成难以吸收的鞣酸蛋白。因此，倘若餐后立刻饮茶，会影响营养物质的吸收，这样，很容易就会造成缺铁性贫血等。正确的饮茶方法是餐后1小时开始饮茶，并且以淡茶为宜。

需要说明的是，痛风患者在饮水的时候，应该以普通开水、矿泉水、茶水、汽水以及果汁等为主。至于浓茶、可可等饮料，由于其具有使自主神经系统兴奋的作用，可能会诱发痛风发作，所以，应该尽量避免。如果在睡前或者半夜适当地饮水，可以很好地防止夜间尿浓缩。大多数人都认为白天喝了足够的水晚上就没有必要再喝水了。其实，这是一种错误的理解，因为晚上适当地补充水分对促进尿酸的排泄有着非常重要的作用。

 ## 酒精诱发痛风：戒酒不要只是说说

经过多年的临床经验发现，酒精很容易使体内乳酸堆积，抑制尿酸的排出，从而诱发痛风。因此，痛风患者应该立即戒酒，特别是应该禁止饮用啤酒。据一项权威调查显示，引发高尿酸血症与痛风发作的最重要的原因之一就是饮酒，并且，饮酒量每日大于50毫升的人，发生高尿酸血症与痛风的几率比不饮酒的人高好几倍。所以，痛风患者尤其是爱喝酒的痛风患者，一定要管好自己，远离酒的威胁。

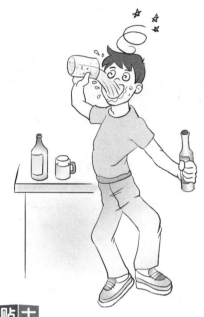

 专家小贴士

要促进肾脏排泄酸尿，还有一个非常有效的方法——喝苏打水。因为苏打水具有很强的碱性，在肾脏能够使尿液呈碱性，而碱性环境可以促进肾脏排酸（主要是尿酸）。事实上，在痛风的临床治疗的过程中，也会经常吃一些苏打片。这与喝苏打水的道理是一样的，都是为了促进尿酸的排泄。苏打水通常会以罐装饮料的形式出售，里面一般会加入一些碳酸气。很多人都很厌烦苏打水的味道，但是，冷藏之后的口感会有大幅度的提升，因此，苏打水最好冷藏或者冰镇之后再饮用。

应该特别说明的是，很多产品在对苏打水或者其他饮料宣传的时候，会说它们是碱性的，所以，进入血液之后，能够与尿酸发生酸碱中和反应，这样，就可以将尿酸去除。其实，这种说法是完全错误的。在血液里，这种酸碱中和反应是不可能发生的。碱化尿液，促进尿酸排泄，这才是苏打水真正的价值所在。

第六章

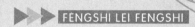

FENGSHI LEI FENGSHI

JU JIA TIAO YANG BAO JIAN BAI KE

类风湿性脊柱炎

类风湿性脊柱炎不仅会造成脊柱发生强直，还有可能演变成全身的强直，让病人变成一个"木头人"。所以，不但要从种种症状上着手进行判断，还要真正了解类风湿性脊柱炎的病因、检查、用药等常识，这样才能正确对待，战胜它。俗语说"知彼知己，百战不殆"，那就让我们潜心研读一下它吧。

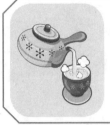

第一节

识病：解密类风湿性脊柱炎

 症状：类风湿性脊柱炎的5大表现

1 腰痛

当腰痛、腰僵持续时间在3个月以上，而且经过休息之后仍不能缓解时，患者应该到医院进行适当的检查。大约有90%的类风湿性脊柱炎病人最开始出现的症状是骶髂关节炎，然后向上发展直至颈椎，而主要的表现则是反复发作的腰痛，在腰骶部有僵硬感，有间歇性或两侧交替的腰痛和两侧臀部疼痛出现，大腿也会受到影响。直接按压或伸展骶髂关节可引起疼痛。有些病人无骶髂关节炎症状，仅在X线检查中发现异常改变。有一部分类风湿性脊柱炎患者是颈椎最早受累，以后下行发展至腰骶部。

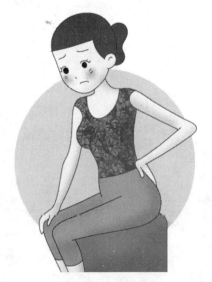

2 膝关节疼痛及活动范围受限

病人的膝关节或是踝关节会出现肿痛，并且会有反复发作的迹象，关节会出现积液，没有外伤史和感染史。

3 眼部产生病变

一些类风湿脊柱炎的病人会出现结膜炎、虹膜炎，会反复发作眼色素层炎或葡萄膜炎，偶可并发自发性眼前房出血。虹膜炎不仅容易复发，而且病情越长发生率就愈高，但是它和脊柱炎的严重程度其实并无关系。有周围关节病的患者多比较常见，还有少数可能会先于脊柱炎发生。眼部疾病有时需要用皮质激素治疗，如果患者没有经过恰当的治疗，可能会导致青光眼或失明。

4 四肢无力

由于类风湿脊柱炎起病多比较隐匿，在早期可能不会出现任何临床症状，有些病人会在早期出现轻度的全身症状，如四肢无力、乏力倦怠、消瘦、长期或间断性的低热、厌食、轻度贫血等情况。由于病情较轻，病人大多不能早期发现，致使病情延误，失去最佳治疗时机。

5 胸椎和颈椎发生病变

当胸椎受累时，主要的表现是出现背痛、前胸和侧胸痛，而驼背畸形则是最常见的表现。严重的患者胸廓会始终保持在呼所状态，胸廓扩张度也比正常人小很多，因此只能借助腹式呼吸。胸腹腔的容量缩小也令心肺功能和消化功能出现了一些障碍。

少数病人会首先表现为颈椎炎，先是在颈椎部产生疼痛感，然后沿着颈部向头部和臂部散去。颈部肌肉开始时会有痉挛，以后呈萎缩，随着病变的不断发展而变成颈胸椎后凸畸形。头部的活动会明显受到限制，常被固定在前屈位置，不能向上仰、侧弯或是转动。严重者只能看到自己的足尖处，不能够抬头平视。

病因：类风湿性脊柱炎的致病因素

1 遗传

类风湿性脊柱炎会不会遗传至今仍没有定论。不过，在类风湿性脊柱炎的发病中，遗传因素具有非常重要的作用。据流行病学的调查显示，类风湿性脊柱炎病人的HLA-B27阳性率高达90%～96%，而普通人群的HLA-B27阳性率仅为4%～9%；HLA-B27阳性者的类风湿性脊柱炎发病率为10%～20%，而普通人群发病为1‰～2‰，相差甚远。而有关报道显示，类风湿性脊柱炎一组亲属患此病的危险性要比一般人高20～40倍。因此，说明HLA-B27在类风湿性脊柱炎发病中是一个非常重要因素。

2 感染

近年来的研究调查发现，类风湿性脊柱炎的发病可能和感染有一定的关系。类风湿性脊柱炎病人的大便中有肺炎克雷白菌，并且检出率远超过正常人；在类风湿性脊柱炎活动期，肠道肺炎克雷白菌的携带率及血清中针对该菌的IgA型抗体滴度均较对照组高，且与病情活动密切相关。

3 自身免疫

临床研究上发现，类风湿性脊柱炎的发病和人体自身的免疫失调有密切的关系。在免疫学检查中发现患有类风湿性脊柱炎的病人，免疫球蛋白等均有不同程度的改变，因此判断类风湿性脊柱炎和自身免疫功能有着必然的关系。

4 慢性肠炎

慢性肠炎和类风湿性脊柱炎间是否存在着一定的关系呢？慢性肠炎等慢性病是导致类风湿性脊柱炎发病的原因之一，所以应该对慢性病、反复发作的疾病予以足够的重视，及时进行治疗。由于慢性病并不像急症、重症那样发作迅猛，或是出现剧烈的疼痛，一些病人并没有把慢性肠炎、反复尿路感染、银屑病等慢性病当回事儿，认为这些只是"小毛病"而已，殊不知，这些疾病如果不及时治疗，久而久之很可能会引起人体骶髂关节发生炎性改变，导致类风湿性脊柱炎的发生。

5 其他原因

人们对于类风湿性脊柱炎的探索已经有了新的进展，其他的一些原因如创伤、代谢障碍、内分泌和变态反应等也都被怀疑是造成风湿性脊柱炎发病的因素。由于类风湿性脊柱炎和全身的炎症有关，它的发生和全身各个脏腑关系密切，最后会累及全身骨骼关节，因此，它和内科、骨科有着必然的关系。所以类风湿性脊柱炎是一种多学科疾病，是一种具有遗传性的免疫性的骨内科疾病，在治疗上要从自身免疫调节入手，结合消炎止痛，吸收死骨，力争在早期控制病情，这样才能降低类风湿性脊柱炎的致残率。

鉴别：类风湿性脊柱炎与常见疾病

1 腰骶关节劳损

类风湿性脊柱炎和腰骶关节劳损的区别主要在于腰骶关节劳损

的症状。腰骶关节劳损主要有慢性和急性之分，慢性腰骶关节劳损通常有持续性、弥漫性的腰痛，腰骶部最为严重，但是脊椎活动没有受限，X线也没有发生特殊的改变。急性的腰骶关节劳损疼痛会因活动而加重，在休息后可以有所缓解。

❷ 骨关节炎

类风湿性脊柱炎和骨关节炎常常不易区分。因为骨关节炎会累及脊椎，导致慢性腰背痛等症状。不过，骨关节炎的发生群多在老年人，比较常见的特征是骨骼和软骨变性、肥厚，滑膜增厚，负重的脊柱和膝关节等为受损关节。骨关节炎不会像类风湿性脊柱炎那样发生关节强直和肌肉萎缩的情况，并且也没有全身症状。在X线检查的表现为骨赘生成和椎间隙变窄。

❸ 老年性关节强直性骨肥厚

老年性关节强直性骨肥厚会在脊椎处也发生连续性骨赘，出现如同类风湿性脊柱炎患者一样的脊椎竹节样变，但不同的是，患老年性关节强直性骨肥厚的患者骶髂关节均为正常，椎间小关节也不会受侵犯。

❹ 结核性脊椎炎

临床上，结核性脊椎炎的一些症状如脊椎出现疼痛、压痛、僵硬、肌肉萎缩、发热、驼背畸形、血沉快等，均和类风湿性脊柱炎很相似，但是从X线检查可以鉴别。结核性脊柱炎在做X线检查的时候，脊椎的边缘呈现模糊不清，椎间隙会变窄，前楔形变，没有韧带钙化，偶尔可见脊椎旁结核脓肿阴影，骶髂关节是单侧受累。

5 类风湿性关节炎

类风湿性脊柱炎和类风湿性关节炎虽然从名字上看很相似，实际上有许多异同点。类风湿性关节炎的女性患者比较多见，一般先是从手足的小关节开始，双侧呈现对称性，但是骶髂关节一般不会受累，如果侵犯到脊柱，大多只是侵犯到颈椎处，椎旁不会出现韧带钙化，只会出现类风湿皮下结节，血清RF常阳性，HLA-B27的抗原常阴性。

6 肠病性关节病

由于溃疡性结肠炎、局限性肠炎或是肠原性脂肪代谢障碍都可能会发生脊柱炎，所以，两者在一定程度上存在着一定的联系，由肠病性关节病而受累的关节、发生的X线改变，和类风湿性脊柱炎并不容易加以区别，可以通过寻找肠道症状和体征进行鉴别。溃疡性结肠炎发生结肠黏膜溃疡时，患者会出现水肿和血性腹泻；局限性肠炎会有腹痛、营养障碍和瘘管形成，这些都可以帮助诊断原发性疾病。

7 和Reiter综合征、银屑病关节炎区分

Reiter综合征和银屑病关节炎都会出现脊柱炎和骶髂关节炎，但是它们脊柱炎发生的时间在一般情况下都比较晚，而且程度比较轻，椎旁组织有较少的钙化现象，韧带骨赘以纤维环外纤维组织钙化为主，在相邻的两椎体间会形成部分性的骨桥，但是和类风湿性脊柱炎的竹节样脊柱有所不同；骶髂关节炎的损害一般为单侧性或是为非对称，银屑病关节炎可以通过皮肤银屑病损害等症状进行鉴别。

8 肿瘤

由于肿瘤也可能引起患者出现进行性病痛，所以建议患者在不能

排除是肿瘤情况时，最好能做全面的检查，明确诊断结果，以免延误病情。

9 急性风湿热

由于一部分类风湿性脊柱炎的病人在患病初期，临床表现和急性风湿热十分相似，或出现大关节肿痛，长期低热、体重减轻，也常见高热和外周关节急性炎症等首发症状，这类病人在青少年当中比较多见，也容易被长期误诊。

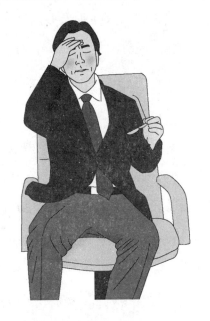

10 结核病

个别的类风湿性脊柱炎的病人在患病初期，症状表现为低热、乏力、虚弱、贫血、盗汗、体重减轻，有时会伴有单侧髋关节炎症，这些都和结核病很相似，因此易被误诊为是患了结核病。

专家小贴士

类风湿性脊柱炎的治疗原则有哪些呢？

早期诊断是重要而必要的，如果是有家族病史的类风湿性脊柱炎病人亲属在体检中可能会发现有未诊断、误诊的病人。病人如果能事先接受一定的相关教育，有家人的支持和鼓励，更有助于控制病情。在服用了非甾体类抗炎药，控制了疼痛和炎症反应之后，每日适当做体疗，条件允许的情况下可以进行游泳。

误区：拨开调治的迷雾

误区1　女性患者不能生育

许多人担心患有类风湿性脊柱炎的患者不能结婚生育，担心会遗传给下一代。如果患者是类风湿性脊柱炎病人的话，那么子女患此病的可能性在20%～30%之间。一些类风湿性脊柱炎病人，即使是HLA－B27抗原阳性，其子女也未必会是阳性，假使子女的HLA－B27抗原是阳性，也不能说明就一定会患病，大约有5%的正常人中都是HLA－B27抗原可为阳性的情况。所以，类风湿性脊柱炎是由多种病因所致的疾病，遗传给子女并不是绝对的。

误区2　患类风湿性脊柱炎会留有畸形

大约有一半的类风湿性脊柱炎病人有短暂的急性周围关节炎，有一部分是永久性的周围关节损害。一般多发生在各个大关节，下肢比上肢要多。

耻骨联合亦可受累，在骨盆上缘、坐骨结节、股骨大粗隆和足跟部都可能出现骨炎的症状，早期可以表现为局部软组织肿、痛，在晚期会有骨性的粗大。周围关节炎一般可能发生在脊柱炎之前或是之后，局部的症状和类风湿性关节炎很相似，但是遗留畸形的患者较少。

专家小贴士

当肩关节受累时，关节活动受限疼痛会更加明显，患者在日常生活中，连梳头、抬手等简单的活动都会受到限制。膝关节受累时关节会呈代偿性弯曲，患者的行走和坐立等日常活动都会受到影响。极少数会侵犯肘部、腕部和足部的关节。

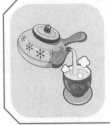

第二节

饮食：吃对健康百分百

 类风湿性脊柱炎患者的饮食选择

1 坚果类食品

核桃、松子仁、栗子等食物都属于坚果类食品，从中医的角度来看，强直性脊柱炎包括肾阴虚、肾阳虚以及气血阴阳方面等问题，所以强直性脊柱炎患者应补肾。果实类食物中，如核桃仁具有益脑健脾、滋肝补肾、强壮筋骨等作用，每天吃2个核桃，可起到补脑及利筋骨的作用；松子仁可强壮筋骨，每天可食用3～5克；栗子有补肾、强筋健骨的作用，对筋骨、经络、腰膝无力极为有益。

2 营养丰富的食品

强直性脊柱炎患者应食用营养丰富的食物。如肉类，牛肉、羊肉、鸡肉等，也可用中药与肉类等食物一同煮炖成汤服用。

3 新鲜水果

水果中含有丰富的维生素和微量元素，强直性脊柱炎患者应多食用新鲜水果，如葡萄、大枣、荔枝、橄榄、苹果、桂圆等，这些食物有助于患者病情恢复。

4 豆类

强直性脊柱炎患者可食用豆类，如黑豆、红豆、黄豆、绿豆等。这些豆类中含有丰富的微量元素和植物蛋白，不仅营养丰富，而且可促进关节、骨骼、肌肉、肌腱的代谢，可帮助强直性脊柱炎患者修复病损。

5 辛热食品

辛热食品能抗风湿祛寒邪，如辣椒、葱、花椒、大料、茴香、大蒜有杀菌、抗病毒等作用，可预防肠道感染和病毒感染。冬季适当服姜汤以湿胃散寒。须视病情而定。

食谱：脊柱炎患者的"食疗方"

脊柱炎在中医里属于痹证。中医认为"风寒湿三气杂至，合而为痹"，为痹证总的外因。其内因与禀赋不足，肾、督阳虚有关；外因感受寒湿或湿热之邪为主，或与外伤后瘀血内阻督脉有关。由于素体虚弱，风寒湿热之外邪乘虚而入，内外合邪，阳气不化，寒邪内蕴，着于筋骨，影响筋骨的营养淖泽，闭阻经络，气血不畅，发为本病，其食疗方原则也是以补气、补肾阴、补肾阳、活血化瘀来达到治愈的目的。

1 药酒

❋ 延寿酒

【材料】狗脊、天冬、枸杞子、黄精（制）、松叶、苍术、白酒各适量。

【用法】将所有材料放入白酒中浸泡。口服。成人每次20～50毫升，每日2～3次。

【功效】养护肝肾，强健筋骨，补虚，益脾肺。

2 药粥

❋ 薄荷薏苡仁粥

【材料】薄荷15克，薏苡仁150克，荆芥15克，淡豆豉50克，葱白15克。

【用法】将薄荷、荆芥、豆豉、葱白加入1500毫升的清水，用火烧开后改文火煎10分钟，将原汁倒入碗中，除去药渣，洗净锅，把薏苡仁洗干净后倒入锅内，加入药汁，放在火上煮，直到薏苡仁开裂酥烂即成。

【功效】适用于肝肾阴虚兼风湿阻络的类风湿性脊柱炎患者。

3 药膳

❋ 醉虾

【材料】黄酒500毫升，鲜河虾500克。

【用法】先将河虾洗净，浸泡在黄酒中，15分钟后捞起，用容器装好放入锅中，隔着清水炖服，分数次食用，食用是可以吃河虾，饮黄酒。

【功效】有温肾壮阳、舒筋止痛之功，适用于肾虚风湿阻络型的类风湿性脊柱炎患者。

❋ 党参鸡汤

【材料】1千克的整鸡，党参15克，薏苡仁10克，雪莲花3克，葱白和生姜各5克。

【用法】宰杀、收拾好的鸡，洗干净后放入盛有清水的锅中。把党参和雪莲花洗干净，均切成长段，用纱布包成药包，一起放入锅中。将薏苡仁用水洗净，单用纱布包好，然后也放入锅内，加入葱白和生姜，先用武火把汤煮沸，后改用文火炖2～3个小时即可。吃的时候捞出鸡肉，切成四方块，按一定的量放入碗中，再把煮熟的薏苡仁取出，分撒入碗，最后加入药汤，适量食盐。

【功效】适用于肾虚风湿阻络型的类风湿性脊柱炎。

 专家小贴士

　　有风湿骨痛、关节痛和腰痛的患者还可以用青梅擦疼痛处，有止痛活血之功。患者也可以经常生吃青梅或是食用青梅制成的蜜饯。青梅对于肠胃功能有显著的改善作用，并能抗肿瘤，消除疲劳，恢复体力。

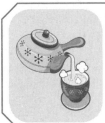

第三节

运动：小动作有大疗效

康复锻炼：不可抛却的治疗

目前，类风湿性脊柱炎的发病原因尚不明确，只能确定它是一种表现为中轴关节慢性炎症的疾病，这种病症主要会影响到骶髂关节、柱间关节、肋椎关节和髋关节等部位的健康。

患者接受药物治疗后，需要自行进行一定程度的康复训练，具体动作如下：

1 训练的姿势

1. 站立

患者站直后，目视前方，重心放在两脚之间，手臂部自然下垂、放松；腹部微微内收，双脚与肩同宽，踝、膝、髋等关节保持自然，注意重心不要偏移。

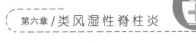

2. 坐位

患者应选择有靠背的硬木椅，腰部与背部挺直，保持这个姿势，感觉疲劳时可将臀部向后靠，腰背部紧贴在椅背上，稍做休息。

3. 卧位

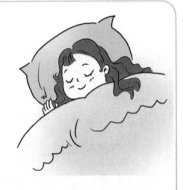

患了类风湿性脊柱炎的患者尽可能在白天进行小睡，最好是睡在硬板床，仰卧，如感到不适可适当换成侧位，避免长时间地保持着同一姿势；另外，枕头不宜过高，如果觉得身体允许，那么应该在晨起或睡前俯卧5分钟。

2 功法的锻炼

功法1

患者取仰卧姿势躺在垫子上，双脚并拢，脚尖朝上，双臂放松，自然放在身体两侧，调整呼吸，3分钟之后先吸气，让身体中的气进入下丹田，同时将腰、臀部向上拱起，注意将劲力集中在腰和肩背部，呼气，同时腰、臀部落下，然后稍事休息，反复练习10次。

功法2

双腿并拢，双手叉腰直立，以腰部为重心按照左、后、右、前的顺序转动50次，稍事休息后再反向转动50次。

功法3

双手叉腰直立，向后慢退走5分钟。

做这些动作时，一定要和缓，活动力度要适中，类风湿性脊柱炎的患者可以多进行一些简单的锻炼。如果患者自感身体舒适，也可在医生的指导下选择修习五禽戏或太极拳。

矫形体操：预防肋椎关节强直

当患者的病情稳定时，如果已经征得医生的同意，可以开始做一些简单的矫形体操，这也是预防和矫正脊柱的重要措施之一。相对简单的是深呼吸和小范围的扩胸运动。两者都可以有效扩展胸廓，预防肋椎关节强直，并增加人体的肺活量。由于胸廓得到扩张，还能够预防驼背畸形的发生。

1 深呼吸

深呼吸可以扩张胸廓，所以类风湿性脊柱炎的患者应在每天晨起或劳累时做深呼吸运动，这样可以保证患者的胸廓得到最大的活动度，保持良好的呼吸功能。

② 肢体运动

类风湿性脊柱炎患者可做一定程度的俯卧撑，以及游泳。临床证明，游泳既有利于患者的四肢活动，又有助于保持脊柱的生理曲度，是一项非常适合类风湿性脊柱炎病人的运动。需要注意的是，虽然本病的患者可以游泳，但严禁跳水，以避免颈椎和颈脊的损伤。

③ 挺胸

两脚分开与肩同宽，双手叉腰，吸气，双手同时握成拳，从体侧上举与肩平，同时挺胸，肩部向脊柱收拢，头后仰，足尖踮起，呼气时还原。

④ 上举屈体

体位向前，吸气时两上肢伸直经体侧上举；呼气时双腿伸直，上体前屈，手触地面。

⑤ 撑墙

距墙角1米处，两手分别撑在两侧墙上，与肩平齐，吸气时身体前倾，腰部前挺，脚跟不要抬起，呼气时还原。

⑥ 单杠悬吊

双手高举，抓单杠悬吊，用自身重量进行牵引，也可以行引体向上，吸气时上，呼气时还原。

以上的锻炼方法，病人可以从中选择几节，一般一天锻炼1~2次，每个动作重复8~10次。除此以外，还可以做一些有助于增加脊柱旋转的活动，锻炼背伸肌。

第四节　经络：

不吃药就能保健康的绿色疗法

推拿：简简单单就治病

对于类风湿性脊柱炎病人来说，可以在家人的帮助下进行推拿治疗的方法。

具体方法如下：

先为病人僵硬的骶棘肌与背棘肌进行按摩，按摩动作要轻，至病人肌肉出现柔软的状态后，提着病人的一腿向左、中、右三个方向抖动10次，然后换另一条腿，重复动作，最后牵动双腿。

活动腿部之后，斜搬右腿右肩活动腰部，注意腰部旋转的时候，动作要缓慢，然后换成斜搬左腿左肩。这个动作能够帮助病人活动腰部。

令病人侧卧，屈曲腰髋关节，使其伸展。最后病人坐起，腿伸直，手尽量触摸足背，弯腰数下，动作结束。

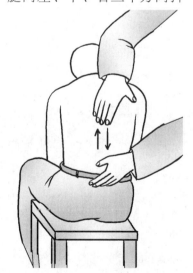

判定推拿是否有效的标准是：病人做后没有疼痛。当病人的受累部位功能恢复正常时，效果最优。有的病人在平时没有出现疼痛，在天气变化或在劳累时有酸痛的感觉，功能明显有所改善，并能参加劳动。也有的病人疼痛只是明显减轻，功能有所改善，但不能参加劳动，这也是有效的。

针灸：类风湿性脊椎炎患者的有效疗法

针灸治疗本病，多从足太阳经和督脉选穴论治，还应重视足少阴经腧穴的选用。既要注意近部取穴，更应重视整体治疗。针灸治疗本病，当以补肾强腰、调和气血、舒筋活络为法。

疗法一

（1）取穴：大椎、身柱、脊中、命门、肾俞、腰阳关等穴。合并坐骨神经疼痛者，选用环跳、委中、承山等穴。

（2）手法：用捻转法进针。风湿寒邪偏盛者，用泻法；肝肾亏虚者用补法。每次选4～5个穴位，每日1次。

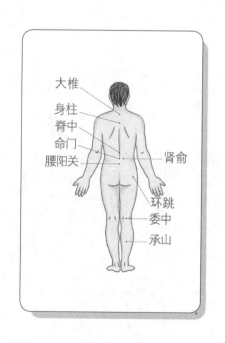

疗法二

（1）取穴：人中穴。

（2）手法：以手针或电子捻针器捻针，使其自上而下，从内向外发热以驱除风寒。

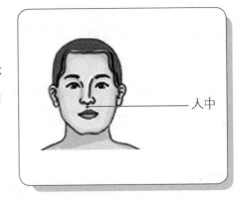

人中

疗法三

（1）取穴：华佗夹脊穴。

（2）手法：针刺前先从华佗夹脊穴的起点（即第一胸椎棘突下旁开半寸），用拇指向下按压滑动，找出敏感点（压痛甚或有酸、麻、胀感处），然后用1.5～2寸毫针向脊椎方向斜刺，待针下出现电击样或胀麻感传导时，则停止进针，施以相应手法加强针感。按上法在脊柱对侧也刺一针，然后将两针柄分别拔罐留针20分钟。

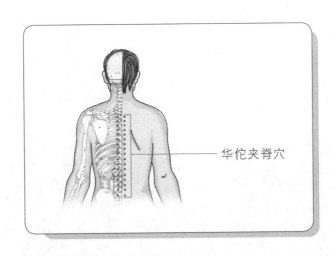

华佗夹脊穴

灸法：类风湿性脊椎炎患者的良方

1、温筒灸

（1）取穴：阿是穴。

（2）方法：将荆芥、防风、乳香、没药、白胡椒各60克，共为细末，艾绒500克与药拌匀，分20份。将一份药料制成药炷，置筒中在患部施灸。每晚睡前灸40～50分钟，20次为1个疗程。

2、麝火灸

（1）取穴：阿是穴。

（2）方法：取麝火药块（由麝香12克，明雄、朱砂各8克，硫黄210克加工而成）如黄豆大，用镊子夹住，点燃后迅速放在阿是穴上，使之继续燃烧，并用手轻轻按揉灸部周围，减轻疼痛。灸后敷贴用麻油、黄丹熬制的膏药，并同时进发性食物（如雄鸡、鲤鱼、黄花菜、猪蹄等）。一般每次灸10处左右，灸后第二天，可见灸部起疮，皮肤脱落。在灸处贴敷一张膏药，以后每天换药1～2次，直至伤口痊愈（约40天）。灸后忌生冷、避风寒、禁房事，伤口不宜用水浸泡，防止外伤。孕妇、哺乳期、月经期，伴有严重心脑肝肾疾病，慢性消耗性疾病及湿热型强直性脊柱炎者禁用。

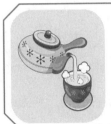

第五节 药疗：
类风湿性脊柱炎必知常用药

 不可不知：类风湿性脊柱炎患者的常用药

对于类风湿性脊柱炎的患者来说，充分了解药物作用和不良反应，并且学会自行调整药物剂量和处理药物不良反应，会更有利于配合治疗，达到最好的效果。

1 柳氮磺胺吡啶

早在上世纪80年代，就已经有利用柳氮磺胺吡啶治疗类风湿性脊柱炎的先例。柳氮磺胺吡啶是5-氨基水杨酸和磺胺吡啶的偶氮复合物，能够控制病情活动。初始剂量是由每次0.25克，每日3次，每周增加0.25克，直到维持每日3次，每次1.0克。药效会随着服药时

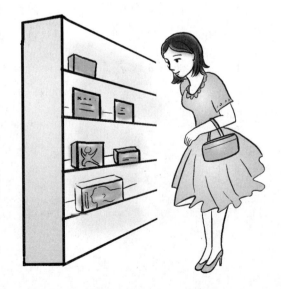

间的加长而增加，时间越久，服药的效率就越高。病人症状会有所改善，实验室指标及放射线征象均有所进步或是稳定。不良反应主要为出现皮疹、消化道症状、血象及肝功改变等，不过都比较少见。在用药期间最好能定期检查血象。

2 甲氨蝶呤

甲氨蝶呤的疗效和柳氮磺胺吡啶很相似，小剂量的冲击疗法为每周1次，第一周为0.5～5毫克，以后每周增加2.5毫克，至每周10～15毫克维持。口服和静脉用药的疗效没有明显的区别。有脱发、口腔炎、胃肠反应、骨髓抑制等不良反应，患者在用药的期间最好定期查肝功和血象，不能饮酒。

3 雷公藤多甙

国内最初是用雷公藤酊治疗类风湿性脊柱炎，其有很好的消炎止痛作用，每日可以取12%的雷公藤酊15～30毫升，分成3次，在饭后服用。在3～6个月后，病情有所控制，需要减少维持量，每日或隔日服用5～10毫升。还可以服用雷公藤的半提纯品多甙片20毫克，每日分成3次服用，片剂的疗效比酊剂要好一些，而且服用比较方便。但是其不良反应会出现胃肠反应、白细胞减少、精子活力降低和月经紊乱等，在停药后可以恢复。

柳氮磺胺吡啶、甲氨蝶呤和雷公藤对人体的性腺会产生一定的影响，但都是可逆的。在服用大量的甲氨蝶呤时，可能会导致胎儿畸形，但在治疗类风湿性脊柱炎时，整个疗程的总量不会超过1000毫克，因此病人不要有过多的担心。如果是从优生优育的角度出发，在准备生育时应该提前半年或是更长时间停药，一般不会影响生育质量。

非甾体抗炎药，止痛消炎就靠它

非甾体抗炎药有止痛、减轻僵硬和缓解肌肉痉挛的作用。在夜间有严重疼痛和僵硬的病人，可以在睡觉之前服用。

1 保泰松

口服，每次服用0.1g，每日3次，保泰松是过去人们治疗类风湿性脊柱炎的常用药，但是由于该药会引起血尿、水肿等，因此多不主张使用。

2 吲哚美辛（消炎痛）

口服，每次25～50毫克，每日3～4次。吲哚美辛是现在治疗类风湿性脊柱炎的首选药物。

3 奥沙普秦

口服，成人600～1200毫克，每日1次，小儿每日每千克体重10～20毫克。由于其不良反应为肾脏损害、胃肠反应等。妊娠及哺乳期妇女，并不将其作为首选药物，通常首选布洛芬。

其他的药物还有萘普生，用法为1次服用0.25克，每日2次；布洛芬1次服用0.1克，每日3次；炎痛喜康（吡罗昔康）1次20毫克，每日1次，这些药物都可以作为类风湿性脊柱炎患者选择的对象。

镇痛药和肌松药，特殊患者的救星

镇痛药和肌松药有镇痛新（喷他佐辛）和强痛啶肌舒平等，这些药比较多见于类风湿关节炎患者长期应用非甾体类抗炎药而无效的人群。

　　尽管这些药物可以有效镇痛，但是当身体的关节持续出现疼痛的情况时，最好先不要急于用药，因为服用消炎药或是镇痛药等只能起到暂时缓解痛感的作用，但是并不能对某些疾病的治疗起到一定的作用，甚至有时还会因为服用镇痛药而掩盖了病情的本质，给后续的治疗带来更多的困难。

 专家小贴士

　　　虽然手术需要患者承担一定的风险，但是许多患者还是采用了手术治疗的方法。严重脊柱驼背畸形的患者可以待病情稳定后做矫正手术，腰椎畸形的患者可通过脊椎截骨术矫正驼背；颈椎严重畸形的可以截骨进行矫正。有一些因为意外而导致颈椎损伤的患者接受了保守治疗，预后良好；还有的因为意外而导致颈椎复发性移位或脊椎压迫神经使症状恶化而做了减压术和内固定术，效果也很好。并不是所有的患者都适合做手术，对于髋关节严重屈曲畸形的患者而言，虽然可以做全髋关节转换术或髋关节成形术，但是效果并不十分理想，术后仍有再强直的可能。

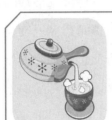

第六节 保健：
类风湿性脊柱炎的防治细节

 基本原则：日常活动需遵循

病人的日常活动要遵循一定的基本原则：在早期可以进行适当的活动，从而减少脊柱和关节畸形的程度。脊柱和髋关节每日可以进行2次屈曲与伸展锻炼，每次的活动量一定要以不会引起第二天关节症状加重为限。活动之前，应该先对椎旁的肌肉做按摩和松懈，不仅可以减轻疼痛，还能防止肌肉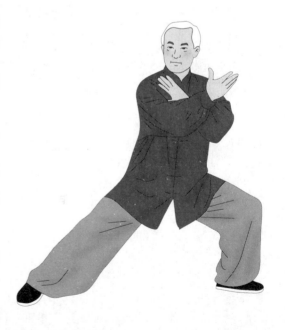出现损伤。同时可以借助水疗和超短波等物理治疗的方法，它们可以有效解除肌肉痉挛，改善血液循环，止痛消炎。

赶跑抑郁，让生活充满阳光

抑郁是一个看不见的杀手，它很可能会导致全身各个器官的循环速度减慢，机体的抵抗力也随之下降，引起许多疾病。病人的抑郁不是没有来由的，可以通过排解心理障碍，正确评价自身的疾病来调适，病人对待疾病的态度应该从消极转变为积极，对生活充满希望；情绪应该由悲观转变为乐观，其实一些问题并不像自己想象的那么严重；类风湿性脊柱炎的病人一定要有健康的心态，主动配合治疗，走向健康。

患者家属要积极配合治病

类风湿性脊柱炎的治疗并不是病人自己一个人的事情，要从病人自身和家属两方着手，使他们充分了解类风湿性脊柱炎的性质、大致病程、可以采用的措施和将来的预后，帮助病人增强抗病的信心和耐心，使病人和家属能够相互理解和密切配合。患者一定要消除紧张、不安、抑郁、焦虑和恐惧的心理，保持乐观和积极的状态。

睡眠选择：低枕硬床好处多

对于类风湿性脊柱炎患者来说，能够维持正常姿势和最佳功能位置是十分有必要的，这样可以有效防止畸形。患者最好在睡觉时选用低一些的枕头，这样可以减少颈椎向前弯，有助于其维持正常的活动能力。

而且，类风湿脊柱炎的患者最好不要睡在过于柔软的床铺上，"舒适"的床铺会让自己的脊柱变得更加"辛苦"。可以睡硬板床，取仰卧位或俯卧位，每天在早上和晚上各俯卧半小时的时间。平时注意减少脊椎的负重，避免长期弯腰活动。

劳逸结合：做一些一般性工作

凡事皆有度，如果类风湿性脊柱炎患者过度劳累，不仅会伤及身体，使骨关节被破坏，变成残废；但是如果休息过度，则会使骨关节失去活动能力，这样也可能会造成残废。所以根据临床经验，如果是在病人能够忍受的情况下，患者多注意关节的功能活动，既对疾病的恢复有利，又有利于保持关节功能，防止或是减少残废的发生。为了恢复健康，患者最好能坚持做一些一般性的工作。与此同时，注意避免受到风、寒、湿邪的侵袭，避免感冒和外伤，不要长期从事弯腰的工作，要适当理疗、休养。

专家小贴士

在患病后，患者不要总是每天把注意力都放在疾病上，担心疾病是否会继续发展，是否会变成畸形，以后该如何生活等等，其实这些担心并不能帮助病情，反而还会影响疾病的康复。对此，专家的建议是：要多注意如何正确地安排治疗、生活、锻炼、学习的时间，并以良好的心态对待疾病。这样它就会逐渐地好起来。

第七章

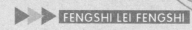

FENGSHI LEI FENGSHI

JU JIA TIAO YANG BAO JIAN BAI KE

增 生 性 骨 关 节 炎

　　增生性骨关节炎就是我们通常所说的"骨质增生"，它是由于构成关节的软骨、椎间盘、韧化等软组织变性、退化、关节边缘形成骨刺等变化，导致关节变形，疼痛的疾病。不难看出，当患者的关节出现明显突起时，既影响了外表的美观，又让人痛苦难言。我们究竟应该怎样应对呢，那么还是看看这一章节的介绍吧！

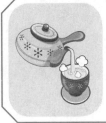

第一节

识病：解密增生性骨关节炎

 症状：增生性骨关节炎的表现

在生活中，人们总是在不经意中发现自己突然颈背疼痛、上肢无力、手指发麻，伴有头晕、恶心甚至视物模糊的情况，到医院检查，结果医生告知这些都是由于颈椎骨关节炎所引发的症状，真是令人疑惑不解："我的颈椎到底是怎么了？"

其实很简单，这说明你的颈椎真的发生炎症了。这是因为：颈椎骨关节炎最为常见的情况是发生在颈椎4、5、6椎体。如果颈椎产生了骨关节炎，生长的骨刺会压迫到血管并影响血液循环，从而出现各种各样的表现。如果骨刺继续向椎管内生长，压迫脊髓，会造成走路不稳、四肢麻木、瘫痪、大小便失禁等，后果非常严重。

病因：关节疼痛因为啥

　　骨关节炎是我们平常生活中所说的骨质增生，究其根本，骨关节炎是由于人体骨骼"衰老"而造成的一种正常的生理现象。人的脊柱和关节周围的肌肉、韧带等组织会随着人的年龄增长而发生改变，这种改变破坏了脊柱和关节的平衡，从而出现不稳定的情况。而人的机体为了适应这些变化，恢复到平衡的状态，就会通过增生的方式使其变得稳定，但是他的出现往往会造成疼痛、肿胀、肢体功能障碍等。那么，人体骨骼"衰老"原因究竟是什么呢？

　　（1）遗传因素：常见的遗传性骨关节炎是原发性全身型骨关节炎。遗传因素对骨性关节炎的影响还包括骨骼先天性结构缺陷、骨骼和软骨的代谢异常、骨质疏松等。有些关节炎在某些家族出现的频率要远远高于其他家庭，但不能绝对地说，这个家族里的人都会因遗传而患上关节炎，仅仅是其患病的可能性比较大。

　　（2）吸烟与饮酒：吸烟将消耗身体15%的氧供应，使骨骼及关节处于相对缺氧的状态；对于已经患有骨性关节炎的患者，吸烟会直接导致受伤的组织新陈代谢进一步减慢，疼痛加重，延迟疾病的恢复。酒对关节疾病的负面作用很大，大量饮用酒类，甚至酗酒，无论对健康人还是患有关节疾病的病人都是有百害而无一利的。

　　（3）肥胖因素：肥胖不仅是高血压、高血脂患者的特征性体态表现，同时也是骨性关节炎的好发因素之一。在我国，肥胖人群中有10%～40%的人患有骨性关节炎。肥胖引发关节炎是与关节长期负重以及肥胖者脂质代谢异常有关，肥胖超重可加速退行性变发展。

　　（4）运动性损伤：生活中的一些意外事故，如路边失足、踏空楼梯会对关节造成直接伤害；体育锻炼一定要适度，无论是时间还是强度，都不要超过个人所能承受的范围，诱发骨性关节炎的因素特别是要避免急停、急转以及竞争激烈的体育运动，注意防止意外损伤，否则容易出现局部骨性关节炎。

（5）其他因素：比如自身免疫性因素、药物因素、细菌病毒感染、积累劳损、体质、有关疾病等，都可能引发骨性关节炎。

 ## 误区：骨关节炎需"拨误反正"

误区1 骨关节炎会致残

个别患者会出现局部破坏，从而造成功能障碍和畸形。但是通常骨关节炎患者不会引起功能残废，还有少数的患者一生都没有出现症状。所以，对于骨关节炎会致残这一说法并不准确。

误区2 骨关节炎会无限制增长

虽然骨关节炎现象常伴随着人年龄的增加而增加，但是，骨关节炎发展的程度毕竟是有限的，不会无限制地增长。其实，骨关节炎的原理是机体恢复新平衡的一种自我保护机制。当新的平衡建立之后，人的脊柱或关节重新恢复到稳定的状态时，骨关节炎自然会停止。

误区3 去除骨刺有"秘方"

现代医学研究证明，目前尚没有有效地去除骨刺的良方，那些声称自己能够去除骨刺的人其实是在故弄玄虚。医生和患者能够做到的只是有效地缓解骨关节炎的症状，尽量使患者进行正常的工作、学习和生活。

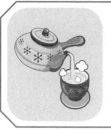

第二节

饮食：吃对健康百分百

 饮食有重点，会吃更健康

骨关节炎的患者在饮食上要记住两点：均衡饮食，保持体重。这是防止骨关节炎出现的两个重要环节。

对于骨关节炎的患者来说，尤其是老年人，为了保证骨质代谢正常的需要，应该多吃高钙的食品，增加钙的摄入，如果有必要可以打钙针或口服钙剂，在平时还要多吃含有维生素的食物，多吃豆制品、牛奶、虾皮、蛋类、蔬菜和水果。饮食要均衡，多吃抗氧化剂丰富的食物。

肥胖的患者则要合理控制自己的饮食，临床发现，肥胖患者的骨关节炎一般发生在膝关节，不仅治疗的时间长，恢复的速度也比正常体重的患者要慢。因为肥胖会加重膝关节的负担，因此，要保持体重，尽量通过体育锻炼减轻体重，减少对关节产生的负重，促进恢复。

患者不能缺少的营养素

老年人的消化功能或吸收功能可能比较弱，有时需要补充一些营养素。骨关节炎老年患者常见的补充营养素有：

1 钙及镁箔合剂

对于老年患者而言，每天应该补充1500毫克钙，750毫克镁。因为保持钙、镁平衡能有效预防不正常的钙质堆积。

2 盐酸甜菜碱

具体用量要依照产品的标示，摄入盐酸甜菜碱能促进钙质吸收。许多年长的患者易缺乏盐酸。如果患者有溃疡或有严重胃灼热的病史不能服用。

3 蛋白质分解酵素

服用蛋白质分解酵素可以帮助人体吸收营养物质，控制发炎，服用的用量按照产品标示即可。

4 维生素C和甲生物类黄酮

每天可以补充2000～4000毫克维生素C，服用100毫克黄酮。它们都可以抗发炎，对胶原蛋白和结缔组织非常有帮助，可以帮助患者减轻疼痛。

5 维生素B群添加维生素B$_6$

在服用各种维生素中，维生素B对关节炎患者最有功效，而维生素B$_6$是制造盐酸所必需的维生素。每天服用50～100毫克。

适宜骨关节炎患者食用的6种食物

1 莲藕

莲藕，又名莲菜、果藕、荷藕等，藕性偏凉，味道微甜而脆，十分爽口，可生食也可做菜，不但营养价值高，而且药用价值相当高，是老幼妇孺、体弱多病者上好的食品和滋补佳珍。

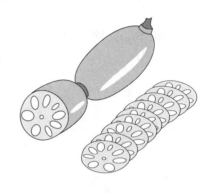

【性味归经】味甘，性平，归心、脾、胃经。

【食疗功效】生用：清热，凉血，散瘀。治热病烦渴，吐血，衄血，热淋。熟用：健脾，开胃，益血，生肌，止泻。

【食用指导】煮藕时忌用铁器，以免引起食物发黑，但可以用铝合金或不锈钢制品。莲藕受到高温干燥之后，容易萎缩腐烂，肉质发黏，应将其保存在低温湿润处或水中，或者经常洒一些水。

【食用宜忌】莲藕营养丰富，味道鲜美，一般人都可食用。莲藕性冷，脾胃虚寒的人应忌食。

2 核桃

核桃，又称胡桃、羌桃。核桃可以生食、炒食，也可以榨油、配制糕点、糖果等，不仅味美，而且营养价值也很高，所以又被称做"万岁子"、"长寿果"，并与扁桃、腰果、榛子并称为世界著名的"四大干果"。

【性味归经】味甘，性温，归肾、肺、大肠经。

【食疗功效】补肾固精、强壮腰膝，适合肾虚腰酸疼痛的人食用。

【食用指导】可以生吃，放入菜肴、煮粥。将核桃仁表面的褐色薄皮剥掉，会损失掉一部分营养，所以不要剥掉。果仁已经变成褐色，有哈喇味，则已经严重变质，不可食用。

【食用宜忌】一般人皆可以食用。核桃能助火生痰，所以痰发内热、腹泻便溏之人忌食。

③ 莲子

莲子，又名莲实、蓬莲子、藕实，含有蛋白质、碳水化合物，并含有丰富的维生素和钙、磷、铁等矿物质，它有很好的滋补作用，是常见的滋补之品。用它制成的冰糖莲子汤、银耳莲子羹，或者八宝粥，有很好的补养效果。莲子自古以来被视为补益的佳品，古人认为经常服食，百病可祛。

【性味归经】味甘、涩，性平，归脾、肾、心经。

【食疗功效】养心安神、益肾固精、神脾止泻。尤为适宜骨性关节炎或兼有寒湿的患者食用。

【食用指导】变黄发霉变质的莲子不要食用。莲子芯可冲泡代茶饮，因其味苦，亦可焙干研末后吞服较好。

【食用宜忌】适宜于体质虚弱、失眠多梦、腹泻、滑精、月经不调、食欲不振及癌症患者。莲子是滋补之品，大便干结和脘腹胀闷者忌用。

④ 牛肉

牛肉是中国人的第二大肉类食品，仅次于猪肉，牛肉以菜牛肉和黄牛肉为佳。牛肉蛋白质含量特别高，达到20%左右，比猪肉、羊肉都要多，而脂肪含量低，所以味道鲜美，受人喜爱，享有"肉中骄子"的美称。

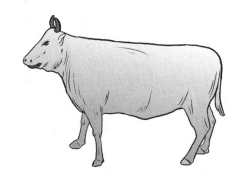

【性味归经】味甘、咸，性热，归脾、胃经。

【食疗功效】强筋健骨，补中益气。体弱、腰膝酸软且疼痛患者可以常食。

【食用指导】牛肉加红枣炖服，有助于肌肉生长和促伤口愈合的功效，特别适用于中气下陷、气短体虚、筋骨酸软、贫血久病以及面黄肌瘦等人。

【食用宜忌】一般健康人都可以食用，尤适宜体弱多病的人食用。患皮肤病、肝病、肾病的人应慎食。

5 羊髓

羊髓即山羊或绵羊的骨髓或脊髓。宰羊时取骨髓或脊髓，鲜用。

【性味归经】味甘，性温，无毒。归肺、肝、肾经。

【食疗功效】养血滋阴，补精益髓，润肺泽肌。适合体弱肾虚、腰痛腰酸的人常食。

【食用指导】内服：熬膏或煮食。外用：搽、敷。

【食用宜忌】一般人都可以食用。羊髓熬成的汤性热，有上火症状以及肝炎、高血压、急性肠炎等患者不宜食用。

6 大茴香

大茴香又称舶上茴香、舶茴香、八角珠、八角香、八角大茴等，为八角科植物八角茴香的果实，秋、冬二季果实由绿变黄时采摘，置沸水中略烫后干燥或直接干燥。除作调味品外，大茴香还可供工业上作香水、牙膏、香皂、化妆品等的原料，也可用在医药上，做祛风剂及兴奋剂。

【性味归经】味辛、甘，性温热；归肝、肾、脾、胃经。

【食疗功效】温阳散寒，理气止痛。适用于骨关节炎和寒湿腰痛的人群。

【食用指导】食用时可以放入汤中服用，或是炒成末。

【食用宜忌】阴虚火旺者慎服。

此外，骨关节炎患者还可以多吃鸽肉、枸杞子、蚕蛹、薏苡仁、金针菜、甲鱼等。骨关节炎患者忌吃的食物有柿子、柿饼、甜瓜、苦瓜、荸荠、西瓜、田螺、螃蟹、螺蛳、生萝卜、生地瓜等性寒生冷之物，以及菠菜、蕹菜、芹菜等草酸含量高的蔬菜。

任何柳橙类的水果，尤其是橘子和橙子，骨关节炎患者都要尽量避免。在日常生活中，患者要尽量避免糖、酒和咖啡，因为这些物质会阻碍到患者的复原过程，扰乱机体的矿物质平衡。

药粥：增生性骨关节炎的"粥疗方"

❀ 防风粥

【材料】防风12克，粳米60克，葱白10克。

【用法】洗净防风和葱白，加入适量的清水，用小火煎成药汁，备用。将粳米煮成粥，待粥将熟时加入煎好的药汁熬成稀粥即可。每日服用1剂。

【功效】祛风除湿。主要治疗膝关节炎。

❋ 葛根赤小豆粥

【材料】葛根15克，赤小豆20克，粳米50克。

【用法】洗净葛根后，将葛根切成小块，用水煎，过滤掉药渣取汁。将赤小豆和粳米放在一起煮成粥，粥即将熟时倒入葛根汁，煮粥直至烂熟即成。

【功效】祛湿利水。适用于骨关节炎的患者。

❋ 绿豆薏苡仁粥

【材料】绿豆、薏苡仁各20克。

【用法】先洗净绿豆和薏苡仁，用清水浸泡。隔天，倒掉浸泡的水，把绿豆和薏苡仁放入锅中，倒入适量水，先开大火，待烧开后转用小火慢煮，熟透即可食用。

【功效】祛风通络，清热解毒。

❋ 三七丹参粥

【材料】粳米300克，丹参、三七各15克，鸡血藤30克。

【用法】把丹参、三七和鸡血藤洗干净后，加入200毫升的清水，煎煮取浓汁。粳米加水煮成粥，待粥将熟时放入药汁，煮片刻即成。可以随意食用，每日1剂。

【功效】活血，通络，化瘀，止痛。适用于由于瘀血内阻、经脉不利而导致的关节疼痛。

❀ 桃仁粳米粥

【材料】桃仁10克，粳米100克，薏苡仁30克。

【用法】洗干净桃仁，将其捣成泥状，加入水研，去掉渣子，和粳米、薏苡仁一起煮成粥，每日1剂，可以随意服用。

【功效】活血益气，通利关节。主要治疗膝关节骨关节炎、气虚血瘀、阻滞关节的患者。

❀ 猪肾粥

【材料】人参6克，猪肾250克，粳米200克，核桃仁10克。

【用法】洗净猪肾，切成片，粳米用清水淘洗干净，将人参切成片，同放进锅中，加1000毫升水，煮成粥，随意服用，每日1剂。

【功效】补肾益气，祛除风湿。主治膝关节炎。

药汤：增生性骨关节炎的"汤疗方"

❀ 薏仁冬瓜汤

【材料】薏苡仁50克，冬瓜500克，盐3克。

【用法】将冬瓜连着皮切成片，和薏苡仁加入适量的水一起煮，用小火煮，直至冬瓜烂熟，加盐调味。每日1剂。

【功效】健脾，清热利湿。主要治疗膝关节的骨关节炎。

❀ 当归鲳鱼汤

【材料】鲳鱼400克，栗子20克，伸筋草15克，当归6克，盐

3克。

　　【用法】把栗子剥壳，与收拾干净的鲳鱼一起放进沙锅，加800毫升水，然后放入当归和伸筋草，一起煮成汤，加盐即可。

　　【功效】祛除风湿，活络舒筋。适合骨关节炎引起的四肢麻木、足软无力患者。

 专家小贴士

　　骨关节炎的患者最好不要用铁质的器具烹调食物。许多人都习惯用铁锅炒菜，因为可以补铁，但是对于骨关节炎的患者来说，要禁止服用铁或是含铁的复合维生素，从而减少关节损伤和肿胀。

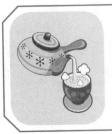

第三节 理疗：

增生性骨关节炎的物理疗法

 直流电药物离子导入

这种方法的优势在于可以充分发挥药物的效用，消炎止痛。这种治疗方式的原理是使药物离子在电场的作用之下，从皮肤汗腺导管毛孔进入到体内，同骨骼上的钙离子发生作用，减少钙盐沉着，从而治疗骨关节炎。

具体方法是选用适合自己的中药方，煎成汁液，将纱布浸泡其中，然后覆盖在直流电脉冲治疗仪的铅板上，固定好后，接通电源，电流强度为10～15毫安，以病人感觉适宜为基准。10分钟后再启用脉冲电流，再过10分钟后停止，每天2次。5天为1个疗程，中间需要隔5天。通常做2～3个疗程。

不过，通过这种方法导入的药物都是液态，极易挥发，所以药效不能持久，固有一定的局限性。

热疗：缓解骨关节疼痛

这种治疗主要是缓解骨关节炎带来的疼痛，消除肌痉挛，有助于软组织伸展性的增大。在炎症程度减退的时候可以逐渐增加使用的次数。

温热疗法主要可分为以下几种：

1 热袋热敷

所用的热袋病患或家属可以自行制作，大小不一，做个布袋，里面装上可塑性的硅胶，放入80℃的水中加热，达到治疗温度后，放在患处，每次静止半个小时，一天做1~2次，10次为1个疗程。

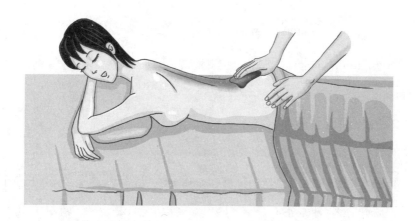

2 石蜡治疗

患有骨关节炎的病人可以采用贴敷、浸入或干刷石蜡的方式，每次进行半个小时，每天1次即可。石蜡导热性较低，温度控制在60~70°时为宜，在这个温度下患者因此不必担心会被烫伤。

立体疗法：治疗骨关节炎的妙方

中药片、远红外线、推拿三位立体结合的治疗方法着眼于关节肌腱、韧带、滑膜、关节面的病理生理变化。有机地将药疗、物理疗法、推拿手法巧妙的结合，起到叠加、事半功倍的效果。药用原理于远红外线通电后可以使关节发生一系列生理变化：疏通经络、扩张血管、加速血液循环；电热及远红外线量使局部血液循环加快，毛孔、汗腺初步扩张，为药物进入打开通道，大大提高中药疗效。患关节推拿，进一步使患关节经络疏通、血液循环增强、粘连韧带松解、韧带解剖位移关系改善，从而使关节对合关系修复，关节屈伸活动功能逐渐康复。

配方：

1.伸筋草、透骨草、丹参、鸡血藤、苏木、威灵仙、防风、穿山甲、五加皮、红花、桃仁、元胡、没药、白芍、制川乌、川牛膝适量。

2.远红外线治疗仪一台。

用法：

1.将药制成批量一次性中药片。中药片贴于患处（冬季中药片预温），外辅远红外线治疗囊。打开远红线治疗仪开关，调定温度（患关节温度为47～50℃，患者感觉适中），定时60分钟。

2.药物及远红外线治疗结束后，以手掌部或鱼际、拇指，按、摩、患关节5分钟，拇指与余四指分、理、推、拿患部韧带5分钟。

治疗次数：每日2次。每2周为1个疗程，总疗程2～4个疗程。

功效：疏通经络，活血化瘀，消肿止痛。

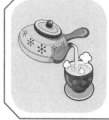

第四节　药疗：

增生性骨关节炎的常用药

分型论治：骨关节炎中医疗法

中医治疗骨关节炎是以祛风散寒、解经通络，活血化瘀为目的。骨关节炎中医治疗的传统理论为"风寒湿邪，痹阻经脉，致使经脉不能这，不通则痛"。中医治疗是使僵硬的关节肌肉调到放松，解除骨肉痉挛，从而达到疏通经络，消肿止痛的目的。

1 外邪痹阻型

中医认为，人在进入中年以后，肝肾渐渐不足，气血也渐虚，风、湿、寒邪会乘虚入侵身体，导致气血瘀滞，经脉不通，这时，颈项筋骨会出现结节。

在头、颈、肩、背和四肢处会产生疼痛，它们多在固定的位置，而且头、颈、肩、背和四肢处不喜欢寒冷，颈部多会僵硬，活动受到限制，触摸后颈部可能会摸到条索状物体和压痛点，患者的上肢沉重无力，同时伴有头沉、胸闷等症状，舌质呈现出正常状态或是发黯，舌体或有齿痕。在治疗上，多以祛风散寒、舒经通络除痹为主。

【材料】炙黄芪、羌活各15克，赤芍、白芍、片姜黄、防风、当归各12克，生姜、炙甘草各6克，苏木10克。

【用法】将上述中药加水煎成汁。

【功效】祛风利湿，尤为适用风邪偏胜、麻木的患者。如果是有剧烈疼痛、寒邪较盛的患者，为了能够止痛散寒，可以加入制川乌、细辛、附子和桂枝；湿邪偏胜的患者，可加入祛风除湿、通经活络的中药。

② 痰湿阻滞型

这种类型的骨关节炎患者是因为进入中年以后，肾气渐虚弱，气化无力，水不能化气，停蓄而成为痰饮；风邪侵入身体，风痰相搏，阻滞颈部经络。风邪侵入身体，风痰相搏，阻滞颈部经络。患者常常会出现头项强痛，肩臂有酸胀不适感，感觉肢体沉重、胸脘满闷、头重脑涨、多寐少食、苔白腻等症状。在治疗主要从燥湿化痰、理气通络入手。

【材料】陈皮、地龙、茯苓各12克，白芥子、胆南星、五味子、黄芩各10克，姜半夏9克，桔梗6克。

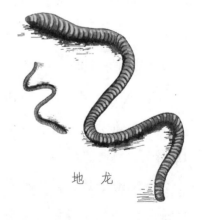

地　龙

【用法】将所有药物加入适量水煎成汁。

【功效】服用后可以理气通络，燥湿化痰。瘀阻经络患者，可适量加入穿山甲、地龙、三七以助其活血化瘀，通络止痛之力；风寒患者，可适量加入羌活、桂枝、灵仙等从而祛风湿，止痹痛；经常眩晕的患者，适量加入天麻、白术；兼见胸痹者，可加入瓜蒌、丹参、郁金。

3 气滞血瘀型

这种类型的骨关节炎患者主要是由于外伤或是劳损，使椎体缘组织间隙出血，造成瘀滞，使瘀血阻滞了经络。最常见的表现是头、颈、肩、背和四肢麻木、有刺痛感、痛处固定，按时痛楚加重，在夜间也会加重，患者常常还会头晕眼花，视物模糊，健忘失眠，胸痛胸闷，烦躁，面色无华，舌质成紫黯，或是有瘀斑。治疗主要从疏通经络、活血化瘀入手。

【材料】丹参30克，透骨草、鸡血藤各21克，当归18克，葛根18克，制乳没各9克，地龙、元胡、姜黄各12克，穿山甲10克。

【用法】将所有药物加入适量水煎成汁。

【功效】活血化瘀，行气止痛。偏寒的患者，加入制川草乌、桂枝和细辛；偏热的患者可以加入丹皮、败酱草。

4 气血虚弱型

这种类型的骨关节炎患者大多是年老体弱的患者，气血渐少，气虚则腠理不密，风湿寒邪乘虚侵袭，经脉闭阻，气血运行不畅，血虚筋骨失去濡养皆可致病。

常见的症状是头项产生酸痛不适，肩臂会出现麻木的情况，经常头昏目眩，心悸气短，面色无华，多梦少寐，自汗盗汗，舌淡苔呈薄白。治疗的目的主要是益气养血，通络行痹。

【材料】黄芪15克，赤白芍各12克，桂枝10克，鸡血藤15克，生姜6克，大枣4枚，鹿角粉6克（分吞）。

【用法】加入适量水煎成汁服用。

【功效】益气温经，通痹。兼有风湿性关节炎的患者，可以加入适量的灵仙、羌活、葛根、透骨草、炒苍耳子等，能够起到祛风湿、止痹痛的效果；如果是兼有瘀血的患者，可以加入适量的地龙、红花、桃仁、当归尾等，增强其活血化瘀的效用；同时有肾虚的患者，加入菟丝子、淫羊藿、狗脊等，可以补肾阳、通督脉。

5 肝肾亏虚型

中医认为，肾能藏精、主髓；肝能藏血、主筋。年老体弱的患者，肝肾功能渐渐衰弱，精血日益亏少，筋骨失去滋荣而导致骨关节炎产生。患者主要的症状有头脑胀痛，肩颈不舒，经常发生眩晕，头颈不能转侧，而且常常疲惫乏力，腰膝酸软，健忘少寐，舌质红绛、呈少苔或无苔。在治疗上，大多从益精补肾、滋阴熄风入手。

【材料】生石决明、山药、熟地、枸杞子各15克，生白芍、山茱萸各12克，菟丝子10克，当归、炙甘草各9克，黄精24克。

【用法】煎汁服用。

【功效】有滋补肝肾之功。兼有风湿的患者，可以加灵仙、鹿衔草等祛风湿、止痹痛的中药。

骨关节炎的常用中药

同服用西药相比，中药治疗骨关节炎的优势在于它能从病理上进行根治。但是起效缓慢，有些效果明显的秘方鲜为人知。

1 冬虫夏草

冬虫夏草性温，味甘，有补虚损、益精气、滋阴补肾的功效。适合体质虚弱的人食用，尤其是年老腰痛者。

【服用指导】用数枚冬虫夏草，与去毛及内脏的雄鸡1只，加入姜丝和配料，炖熟后食用，效果尤佳。

② 枸杞子

枸杞子性平，味甘，有补肝益肾，延缓衰老的功效。肾虚腰酸疼痛的人可以经常食用。

【服用指导】枸杞子可以直接吃，或是放入茶、粥和菜中。

③ 黄精

黄精性平，味甘，既是一种中药，又是一种食物。在民间，黄精被认为有补肾健脾、益肺滋阴、强筋健骨的功效。骨关节炎患者可以在炖肉时加入黄精，不仅会令菜肴变得更加美味，更有食疗的作用。

【服用指导】可以煮粥食或煎汤饮。

④ 肉苁蓉

肉苁蓉又称"金笋"，性温，味甘酸微咸，有益精补肾的作用，非常适合骨关节炎者食用。

【服用指导】可以煮粥食或煎汤饮。

 ## 验方调治：骨关节炎早期后期各不同

中医对骨质增生采取了辨证治疗的方式，将骨质增生分为早期和后期进行治疗。

① 骨质增生早期患者

中医认为骨质增生早期多是由瘀邪交结而成，有凝而不散的特点，在治疗时应该注重化瘀、舒筋通络。

可服的中药方药：生地黄、鸡血藤、当归、丹参、威灵仙各15克，莪术、赤芍、地龙、桃仁、乌梢蛇、三棱各10克，生甘草、红花、地鳖虫、川芎各5克，用水煎服，每日服用1剂。

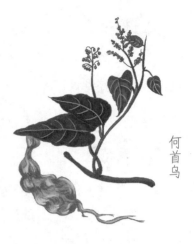

何首乌

急性发作且疼痛比较严重的患者，可加没药、乳香各5克，丝瓜络6克，钩藤10克。气血虚弱的患者，加何首乌30克、黄芪15克，另取白花蛇2条、蝎子和蜈蚣各5克研成末，每晚服用2克。连服1月后，病情明显有所好转。

②骨质增生的后期患者

在骨质增生后期，中医认为大多是因为肝肾不足、虚中夹实而导致。有阴虚不足和阳虚不足之分，夹实的情况有瘀结、湿热的区别，病情多比较复杂。阴虚患者的主要表现为口干，便坚，形瘦，经常眩晕；阳虚患者则是肢体畏寒，小便清长，出现阳痿，滑泄；湿热患者大多是关节肿胀，关节内存在积液，关节屈伸不利。

可用下列方药：穿山甲、山萸肉、皂角刺、山药各10克，熟地15克，丹参30克，淫羊藿、巴戟天、威灵仙、杜仲各15克，生甘草5克，熬制成汤药。不同型的患者可以根据自己的实际情况加入其他中药，阴虚患者可以加入知母10克，鳖甲、龟板各12克；阳虚患者加入附片15克，干姜10克；瘀结型患者加红花5克，桃仁10克；湿热型患者加黄柏、苍术各10克。

非甾类消炎止痛药

现在，西医尚没有能够有效治疗骨关节炎的药物，只是对病症进行一些处理，如在患者疼痛的时候服一些解热镇痛的药；有麻木情况的患者可服用B族维生素类的药物；关节肿胀有积液的患者可以在局部抽取积液或是采用局部封闭等疗法。这些治疗方法都只是治标不治本，病情易复发。

如果患者被疼痛所困扰，可服非甾类的消炎止痛药，如布洛芬、优布芬、芬必得等，这些都可以缓解疼痛。不过，在用药时，要仔细阅读药物说明，了解其有哪些不良反应，毕竟口服药对肝、肾、胃肠会造成极大的损伤。

如患者在休息之后症状可自行缓解，最好不要滥用镇痛剂、非类固醇药物和糖皮质激素，如乙酰氨基酚、萘丁美酮、倍他米松和地塞米松等。

可以改善症状的特异性药物有氨基葡萄糖、硫酸软骨素、葡萄糖胺聚糖、双醋瑞因和透明质酸等，这些药物的共性是在使用一段时间后才能起效。当治疗停止后，药效还可维持一段时间。这类药物能延缓疾病的进程，有缓解疼痛、改善关节活动功能的作用。

 专家小贴士

　　骨关节炎的患者有大多数都是只在关节出现症状，只有少数患者会因为疾病而压迫到神经根，使肢体产生疼痛，还有少数患者没有明显的症状，而且不会引起功能残废。

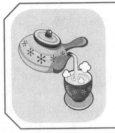

第五节　保健：
增生性骨关节炎的防治细节

选择软底鞋和软鞋垫

　　对于骨关节炎的患者而言，选择一双柔软舒适的鞋不仅会让自己减轻病痛，更对保护关节有益。可以选择橡皮底的鞋子，它比皮制的效果要好，对足部更有帮助。选择鞋子的首要标准是舒适，软底的慢跑鞋可以作为首选，在鞋中垫上软垫，这样更能减轻骨质增生对周围的压迫，减轻疼痛。尽量不要走在地面坚硬的地方上，如水泥地、木板上、或没有铺地毯的地板。除了穿比较有弹性的鞋子，用适当的鞋垫之外，还要注意在平时穿戴护膝或缠上弹性绷带，保护膝、髋等关节。

有选择地锻炼，避免长期剧烈运动

　　长期进行剧烈的运动或活动是诱发骨关节炎的一个基本原因。这主要是因为长期剧烈运动会过度地受力和牵拉骨骼及周围软组织，使局部软组织出现损伤，骨骼上受力不均，导致骨关节炎的出现。

但是，患者仍然要适当进行体育锻炼。只要体育锻炼能够适当、适量，就能够很好地预防骨关节炎的出现。关节液为关节软骨提供了营养物质，但是它并不会主动进入关节软骨中，只有依靠"挤压"的方式才能使关节液进入软骨，促进软骨的新陈代谢。进行适当的运动，尤其是关节的运动，能够加大关节腔内的压力，帮助关节液渗透到软骨，从而减轻关节软骨发生退行性改变，尤其是能预防关节软骨发生增生。患者可以有选择地进行锻炼，用骑脚踏车或游泳取代走路或慢跑，既达到了锻炼的目的，又不会伤及病脚。

 ## 减肥，边塑身边预防脊柱和关节增生

肥胖会使人们产生一些疾病，如高血压等病，也是诱发脊柱和关节骨质增生的一个重要原因。这是因为患者体重过重时，关节软骨的磨损会加快速度，使关节软骨面上受到的压力变得不均匀，造成骨质增生。所以，对于体重超乎常人的一些人而言，减肥既会减少一些疾病的发生，又可以有效预防脊柱和关节的骨质增生。

 ## 日常生活中应注意的问题

患者对骨关节炎这种疾病应该有足够的认识。如果患者没有出现关节疼痛、麻木等症状，可以不需要进行特殊的治疗。在平时多注意劳逸结合，适当锻炼身体，积极改善神经、肌肉和骨关节的新陈代谢，努力延缓衰老即可。

当患者有关节炎时，对因病情而受累的关节予以保护，让受累关节能够得到充分的休息，而不要使用过度，一定要避免关节进行剧烈活动，或是负重过度，更不能让关节承受不恰当的重力和暴力，关节要减少发生反复性的损伤，如果是髋关节或膝关节有病症的患者，在日常生活中要尽量避免站立过久，不要选择跑步、打球或长距离步行等锻炼方式。如果坐一段时间后，双膝发僵，可在站立之前轻轻地晃动几次腿部。

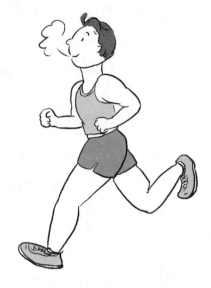

在平时，避免不正确的姿势和体位，既能有效缓解关节疼痛，还能防止病情继续恶化，对膝、髋等负重关节尤为重要。有些患者在睡眠时为了能够减轻疼痛而在膝下垫枕头，这样的做法并不可取。颈椎骨关节炎患者不要长期伏案、仰头或转颈，在睡眠时应该选择高度适当的枕头。腰椎受累的患者不能睡席梦思床，以免给腰椎造成负担，最好睡硬板床。这些虽然只是细小的地方，但是都应该是骨关节炎患者应该注意的。

骨关节炎患者在日常生活中，要根据自己的具体情况，可适当借助拐杖等用具，减轻受累关节的负荷。

 专家小贴士

急性期骨关节炎患者在日常生活中，要尽可能减少受累关节的活动量，患者此时最适合卧床休息，因为休息可以减少受累关节受到机械性刺激，防止症状加重，还能为消炎提供更好的环境。患者要尽快用药，可以用口服和外用药相互结合的疗法控制病情。

第八章

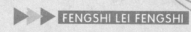

FENGSHI LEI FENGSHI

JU JIA TIAO YANG BAO JIAN BAI KE

风湿性心脏病

风湿性心脏病是风湿性疾病"食心脏"的直接表现，患者不仅会痛苦不堪，更会给家人造成巨大的痛苦，还可能随时会有生命危险。因此，患者一定要对风湿性心脏病有所了解，既不要惧怕，更不要忽视它的严重性，认真做好调治、防护，患友一定可以安然无恙的！

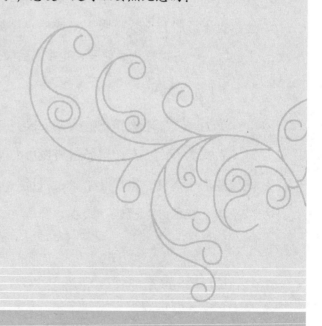

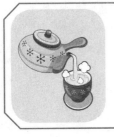

第一节

识病：解密风湿性心脏病

 症状：风湿性心脏病观其症知其病

1 心悸

房颤或心率失常常常会导致心悸出现。快速房颤会让患者自己明显感觉不舒服，出现呼吸困难或使心悸加重的情况，迫使患者需要马上就医。一些患者在活动后，也常常会发生心悸和气促的现象。

2 食欲不振

乏力、食欲不振是指病人在一段时间内饮食不太正常，胃肠道瘀血可能导致消化不良，出现肚子胀、尿量减少、下肢水肿、腹胀、腹水，肝、脾大等。

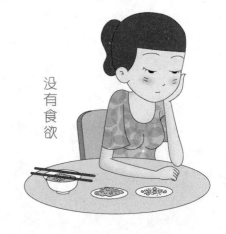

没有食欲

3 唇舌青紫

大部分风湿性心脏病的患者都会出现"二尖瓣面容"，他们的两颊和口唇会呈现出紫红色，而唇舌显示青紫色，也被列为是风湿性心脏病的一大典型表现。年轻女性如果发现自己的颧骨部位经常出现紫红，而且伴有体虚、全身酸软，经常感冒咳嗽、下肢肿胀的时候，就要考虑自己是不是患了风湿性心脏病。

4 咳嗽

患者在患风湿性心脏病的初期并没有非常明显的症状，但是在后期，从事轻微活动或劳累之后，就出现咳嗽，并且咳出带有血丝的痰，直到心力衰竭。

5 发热

当患急性心肌炎的时候，可能会出现发热、心动过速、胸口发闷、气急等症状，心率在每分钟为100～140次。通常体温每升高1℃，每分钟的心率会相应地增加10次左右。但是此时，心率增加与体温升高完全不是常规的现象。在患者退热后或睡眠时，心跳仍然很快。

病因：风湿性心脏病的缘由

风湿性心脏病是一种常见病，不仅破坏人体心脏的正常运转，而且给患者的生活和工作带来巨大的困扰。中医理论认为风湿性心脏病多是属于"怔忡"、"喘证""水肿"、"心痹"等范畴。其病机主要是风寒湿邪内侵，久而化热或风湿热邪直犯，内舍于心，乃至心脉痹阻，血脉不畅，血行失度，心失所养，心神为之不安，表现心悸、怔忡，甚而阳气衰微不布，无以温煦气化，而四肢逆冷，面色白，颧面暗红，唇舌青紫。水湿不化，内袭肺金，外则泛溢肌肤四肢或下走肠间，见之水肿，咳嗽气短，胸闷脘腹痞胀，不能平卧等。其发病原因通常如下：

1 外界因素

此种患者南方地区发病率高，多为青少年，通常为生活环境寒冷、潮湿；饮食上非常油腻；再加上长期的不运动，导致身体条件相对较差，容易受到邪气的侵蚀。那么在这种环境下可以多进行体育锻炼，增强自身的免疫力，以避免该病的发生。

2 扁桃体发炎、咽炎等因素

此类患者通常与上呼吸道感染引起的扁桃腺炎、咽炎等因素有关。常表现为自身免疫性反应，如大关节游走性疼痛，主要有膝关节、肩关节等，与类风湿不同，主要表现在全身的小关节上。关节疼痛不固定，主要是链球菌感染进入血液循环以后起到一个类似炎症的反应，之后坏死细胞粘连在一起，慢慢的导致瓣膜轻度狭窄、直至重度狭窄。

3 遗传因素

风湿性心脏病的产生主要还跟病人自身体质有关，同样的感染，有的人会发生严重的变态反应，而有的无任何不良反应。这也表明了该病跟遗传方面有一定关系。

 误区，改正自己错误观念"从心"做起

误区1 风湿性心脏病等于判了死刑

提起心脏病，人们不禁闻之色变。因为人们对于心脏病的普遍认识是：得了心脏病，无异于被判了死刑。

风湿性心脏病虽然属于一种严重的慢性疾病，但是患者一定要有战胜的信心，通过综合治疗而完全控制病情的情况是存在的。如果病人能够采用科学的态度对待风湿性心脏病，了解其特点，抓住治疗的最佳时机，该病所带来的风险是可以降低的。

误区2　女性患者都不能结婚生育

风湿性心脏病的重症女患者，不适合结婚，但是在病情有所好转之后，可以适当考虑。如果是病情较重的女性患者，确实不适合怀孕生育，妊娠期间，一旦心脏负担加重，会危及到母子的生命安全。

但是，并不是说所有的风湿性心脏病女性患者都不能结婚生育。如果患者从来没有发生过心衰，就不会影响到结婚、生育和哺乳。

误区3　风湿性心脏病离我们很远

有些人认为心脏病并不是一种常见病，而风湿性心脏病更是离我们的生活很遥远。

根据不完全统计，全球有超过1500万的风湿性心脏病患者，数字非常惊人。可见，风湿性心脏病离我们的生活并不遥远。

之所以会让人们对其放松警惕，主要原因是因为风湿热是一种会"潜伏"的疾病，初发年龄多在青壮年，而且初次发作时不会造成心脏瓣膜开口改变，患者也没有明显的症状，经过数年或十几年后，形成了瓣膜开口变化，才会出现心慌、气急、乏力、咳嗽、咯血的现象，造成心脏病变。所以，在出现一些"反常"症状时，一定不要马虎大意，使其越演越烈。

 专家小贴士

当病人平时出现乏力、心慌、气急、咯血的现象，一定要尽早到医院进行检查，做心脏彩超检查。

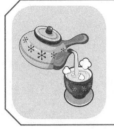

第二节

饮食：吃对健康百分百

原则：有所吃有所不吃

风湿性心脏病患者在日常饮食中要遵循一定的原则，有的食物不能不吃，而有的食物一定不要吃。

1 多摄入蛋白质

风湿性心脏病的患者可以多摄入蛋白质。有许多富含蛋白质的食物都能降低患风湿性心脏病的危险。瘦肉、家禽、大豆和坚果等，都是比较理想的补充蛋白质食物。

研究表明，每日摄入25克大豆蛋白可以降低总胆固醇和低密度脂蛋白胆固醇水平。膳食中其他豆类也是有益的，因为它们是可溶性纤维的丰富来源。

2 多吃鱼

多吃鱼可以帮助减少患风湿性心脏病的几率。医生建议，每周至少应吃2次鱼（尤其是含油的鱼），如鲭鱼、虹鳟、鲱鱼、沙丁鱼、长鳍金枪鱼和鲑鱼等。吃大豆、亚麻籽、菜籽油、橄榄油和许多坚果以及种子也会有同样的效果。

3 多吃蔬菜和水果

维生素A、维生素C、维生素E、钾和各种植物性化学物质、膳食纤维对预防风湿性心脏病有着重要的意义。患者可以多吃胡萝卜、南瓜、菠菜、椰菜、山药、桃

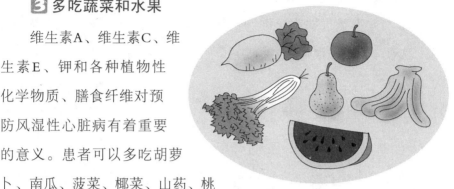

和杏。胡椒、绿叶蔬菜、椰菜、马铃薯、西红柿、草莓、橙子、柚子和含有大量的维生素C的橘类水果。补充维生素E的最好来源则是坚果和植物油等。

4 多摄入B族维生素

多摄入B族维生素对心脏健康更有益，患者在每日可以多吃各种蔬菜、水果和豆类，它们中含有丰富的B族维生素。

风湿性心脏病患者的"药膳方"

风湿性心脏病有诸多表现，而功用不同的药膳也为不同症状的病人提供了更为多样的选择。

✽ 泥鳅党参汤

【材料】鲜活的泥鳅100克，党参20克。

【用法】洗干净泥鳅，去掉头尾和内脏，加入少许食盐及姜，腌制15分钟作用。向锅内倒入油，烧至七成热，放入泥鳅，炒至半熟

后，加开水和党参，炖成熟烂状即可，根据个人口味加入姜末和盐等作料，起锅前加入味精和葱花。每日吃1次，佐餐。

【功效】益气扶阳，健脾利湿。适用于心悸、气短、脾虚、身重、大便不实的风湿性心脏病患者。

❀ 黄精粳米粥

【材料】黄精50克，粳米100克。

【用法】把黄精用清水浸泡后一段时间后捞出，切碎。将粳米淘洗干净，和黄精一起放入锅内，加适量清水，用武火烧沸后改用小火煮成粥。每天食用1次，可以作为早餐食用。

【功效】润肺，滋阴，补脾，适用于风湿性心脏病阴精亏损，心悸怔忡，气短乏力患者。

❀ 梅花粥

【材料】梅花5～10克，粳米50～100克。

【用法】粳米淘洗干净，加水煮粥，待粥半熟时，加入梅花、少许砂糖同煮为粥。早餐服用，每日1次，连服7天。

【功效】疏肝理气，适用于风湿性心脏病肝郁气滞、胸闷疼痛、心悸气短患者。

❀ 猪心莪术饮

【材料】莪术25克，猪心1具。

【用法】将莪术洗净切片，与猪心加水适量煮熟，放入少许调料调味。食肉饮汤，每日1剂，连服数日。

【功效】破血行气，消积止痛，适用于风湿性心脏病气血不足，瘀血阻滞，胸闷胸痛，心悸不安，气短，睡眠不安。

❀ 参归山药猪腰汤

【材料】猪腰1个，人参、当归各10克，山药30克。

【用法】猪腰子对切，去除筋膜，冲洗干净，在背面用刀划作斜纹，切片备用。人参、当归放入沙锅中，加清水煮沸10分钟，再加入猪腰子、山药，略煮至熟后加麻油、葱、姜。佐餐食用，每日1次，连服7天。

【功效】补血活血，调经止痛，润肠通便，补脾健胃。适用于风湿性心脏病气血两虚，心悸怔忡，气短懒言，自汗，腰痛患者。

❀ 桑葚糖

【材料】干桑葚200克，白砂糖500克。

【用法】将白砂糖放入沙锅内，加少许水用小火煎熬至较稠时，加入干桑葚碎末，搅匀，再继续熬至用铲挑起即成丝状而不粘手时停火，将糖倒在表面涂过食用油的大搪瓷盘中，待稍冷，把糖分割成小块。随量服食。

【功效】补血滋阴，生津润燥。适用于风湿性心脏病肝肾阴虚，心悸怔忡，头晕目眩，视物模糊，便秘患者。

专家小贴士

　　服用华法林抗凝的风湿性心脏病患者要注意的是：不要长期食用富含维生素K的病人，如胡萝卜、菠菜、猪肝等，过多食用可能会影响药效，饮酒也会影响华法林的代谢，因此也要避免。

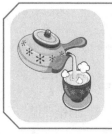

第三节 保健：

风湿性心脏病的防治细节

 注意休息，劳逸结合

风湿性心脏病的患者在平时要注意休息，劳逸结合，从而减轻心脏的负担，起到防病治病的作用，不要过度劳累，一定要避免从事过于繁重的体力活动。如果希望增加心脏的代偿能力可以参加适当的运动和体力劳动。患者如果没有出现呼吸困难等症状，可以在身体情况允许的情况下，可做一些力所能及的轻体力活动或轻体力的工作。患者发病时要根据自己的症状和医嘱，有目的地限制体力活动，或卧床休息，直到心功能有所改善。

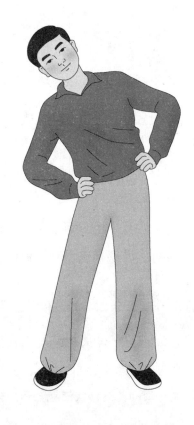

预防感染，保持居住卫生

风湿性心脏病的患者在平时要多注意防治链球菌感染。保持居住环境的卫生，猩红热、急性扁桃体炎、咽炎、中耳炎和淋巴结炎等都属于急性链球菌感染，如果自己患有这些疾病，要进行积极、彻底地治疗，避免引起风湿热的发作。如果风湿热经常发作，会加重对心脏瓣膜的损害。

风湿性心脏病患者注意季节变化

当天气由寒转暖时，为微生物的滋生提供了适宜的环境，人体的免疫系统还没有适应，抵抗力弱的人就容易发生疾病，一些呼吸系统疾病也变得更加猖狂。风湿性心脏病患者的病情在这时更容易反复发生。

在冷暖交替频繁的春季，早上和晚上的温差较大，风湿病患者在着凉后更愿意感冒。而且冬天刚刚过去，人体的免疫系统还没有完全调整好状态，系统功能较弱，特别对风湿病患者而言，自身抵抗力低下，更容易导致发病。

另外，年轻的风湿病患者，要警惕春季时风湿热的复发和反弹，当出现低热、关节痛和血沉加速等情况，宜马上到医院诊治。

夫妻"性福"的注意事项

二尖瓣狭窄的风湿性心脏病患者，即使病变程度轻，在房事过程中，也会增加肺部毛细血管的压力，引起呼吸困难和咳嗽。而狭窄程度较重的患者，极有可能在房事过程中诱发心房纤维性颤动。所以，风湿性心肺病患者在性生活过程中要注意：

① 当风湿性心脏病患者病情有所好转且心功能良好时，可以过正常的夫妻生活，但是注意不要频繁，活动度也不要过大，尽量减轻对心脏造成的负担。

② 如果症状比较明显、心功能差时，应当停止，防止发生意外。

③ 如果病人发生气急、胸闷，甚至咯血或呼吸困难等情况，可能会诱发心衰，此时应立即带患者到医院做进一步的诊治。

 专家小贴士

　　风湿性心脏病的女性患者是否能够承受妊娠、分娩和产褥期对身体的考验，是由风湿性心脏病瓣膜病变的种类、程度、心功能状况、有无并发症和实际医疗条件等多种因素决定的。

　　哪些情况的女患者可以怀孕生育呢？如果是心脏瓣膜病变较轻的女性患者可以妊娠，并要尽量要赶在心脏代偿功能降低之前完成。女性患者如果是重度二尖瓣狭窄，有严重的心律失常、心衰病史，不宜怀孕，如果已经怀孕，在3个月内要终止妊娠。